Naturalne strategie leczenia żylaków

Suplementy, składniki odżywcze i terapie alternatywne w profilaktyce i leczeniu żylaków i owrzodzeń żylnych

César González Andrade

Ostrzeżenie

Nauki o zdrowiu, podobnie jak dietetyka, stale się zmieniają, dlatego informacje tu zawarte mogą się różnić. Niniejsza książka służy celom informacyjnym, a przedstawione informacje nie powinny być traktowane jako substytut recepty lekarskiej, diagnozy lub leczenia. Autor nie ponosi odpowiedzialności za jakiekolwiek szkody spowodowane pominięciem tego ostrzeżenia. Zawsze zaleca się konsultację z lekarzem lub dietetykiem.

Indeks

Indeks 5

Wprowadzenie 7

Omega-3 i ich rola w leczeniu żylaków 9

Ocena siarczanu w leczeniu owrzodzeń żylnych 13

Strategie żywieniowe i dermatologiczne w kompleksowym leczeniu żylaków za pomocą 17

Magnez kluczowy składnik odżywczy w gojeniu wrzodów u pacjentów z żylakami 21

Ekstrakt z kasztanowca: naturalny sprzymierzeniec w leczeniu żylaków 27

Optymalizacja leczenia przewlekłej niewydolności żylnej za pomocą wąkroty azjatyckiej 31

Znaczenie witaminy D w leczeniu owrzodzeń związanych z żylakami 36

Witamina C w leczeniu żylaków: poza profilaktyką sercowo-naczyniową 42

Równowaga masy ciała i żylaków: kluczowa równowaga 46

Aktywność fizyczna i odżywianie w leczeniu żylaków 50

Joga i jej wpływ na leczenie żylaków 55

Strategie poprawy zdrowia żył w miejscu pracy 62

Moc ruszczyka kolczastego w leczeniu żylaków 67

Głóg (Crataegus spp.) i jego rola w leczeniu żylaków 72

Żeń-szeń: starożytny sprzymierzeniec nowoczesnego zdrowia żylnego 77

Vitis vinifera L.: Moc winorośli w walce z żylakami 83

Innowacje ziołowe w leczeniu niewydolności żylnej 87

Oczar wirginijski Virginiana L. – naturalny sprzymierzeniec w walce z żylakami 94

Ginkgo biloba L. – naturalne wzmocnienie układu żylnego 101

Mangifera indica L. – tropikalny sprzymierzeniec w leczeniu żylaków 108

Witamina B12 niezbędna w leczeniu żylaków 114

Moc probiotyków w leczeniu żylaków 122

Wdzięczność 129

Bibliografia: 130

Wprowadzenie

Żylaki i przewlekła niewydolność żylna to schorzenia, które dotykają miliony ludzi na całym świecie, powodując nie tylko ból i dyskomfort, ale także problemy kosmetyczne, które mogą wpływać na jakość życia. Dla tych, którzy cierpią na te schorzenia, poszukiwanie skutecznych i naturalnych rozwiązań może być drogą pełną frustracji i rozczarowań. Książka ta jest przedstawiona jako kompleksowy i przystępny przewodnik dla tych, którzy chcą zająć się żylakami z holistycznej perspektywy, łącząc odżywianie, suplementację i terapie alternatywne.

W "Naturalnych strategiach leczenia żylaków" badamy różnorodne niezbędne składniki odżywcze, suplementy i leki ziołowe, które okazały się skuteczne w leczeniu i zapobieganiu żylakom i owrzodzeniom żylnym. Każdy rozdział tej książki jest starannie opracowany, aby dostarczyć informacji opartych na badaniach naukowych, doświadczeniach klinicznych i tradycyjnych praktykach, które przetrwały próbę czasu.

Od kwasów omega-3 i ich roli w zdrowiu żylnym, po moc Centella Asiatica i Ginkgo Biloba, wspólnie odkryjemy, w jaki sposób te składniki odżywcze i rośliny lecznicze mogą stać się niezbędnymi sprzymierzeńcami w walce z żylakami. Zajmiemy się również wpływem aktywności fizycznej, znaczeniem równowagi masy ciała oraz konkretnymi strategiami poprawy zdrowia żył w środowisku pracy.

Książka ta nie tylko skupia się na fizycznym aspekcie choroby żylnej, ale także uznaje znaczenie kompleksowego podejścia, które obejmuje umysł i ducha. Praktyki takie jak joga i medytacja są przedstawiane jako uzupełniające się narzędzia do radzenia sobie ze stresem i poprawy krążenia, pokazując, że całkowite dobre samopoczucie jest możliwe dzięki wieloaspektowemu podejściu.

Zagłębiając się w te strony, znajdziesz nie tylko cenne informacje, ale także nadzieję i motywację. Ta książka jest napisana dla Was, którzy szukają naturalnego i skutecznego rozwiązania swoich problemów żylnych. Niezależnie od tego, czy jesteś pacjentem, pracownikiem służby zdrowia, czy po prostu kimś zainteresowanym poprawą swojego samopoczucia, "Naturalne strategie radzenia sobie z żylakami" dostarczą Ci narzędzi i wiedzy potrzebnej do przejęcia kontroli nad zdrowiem żył w sposób świadomy i inicjatywny.

Pozwól mi towarzyszyć Ci w tej podróży do życia z mniejszym bólem, większą witalnością i optymalnym zdrowiem żylnym. Jestem przekonana, że dzięki odpowiednim informacjom i strategiom można osiągnąć lepszą jakość życia i ostatecznie pożegnać się z żylakami. Rozpocznijmy razem tę drogę do pełnego i naturalnego zdrowia żylnego!

Omega-3 i ich rola w leczeniu żylaków

Czy zastanawiałeś się kiedyś, jak coś tak małego jak kapsułka z olejem może wpływać na tak złożone problemy, jak żylaki? W tym rozdziale przyjrzymy się roli, jaką długołańcuchowe kwasy tłuszczowe omega-3 (LCn3) odgrywają w zdrowiu układu sercowo-naczyniowego, a dokładniej w żylakach, tych widocznych, rozszerzonych żyłach, które mogą pojawić się przede wszystkim w nogach.

Kwasy tłuszczowe omega-3 są znane ze swojej zdolności do poprawy zdrowia układu sercowo-naczyniowego, ale czy wiesz, że mogą również odgrywać rolę w leczeniu żylaków?

Kwasy omega-3 odgrywają kluczową rolę w modulowaniu poziomu lipidów we krwi. Mogą pomóc obniżyć poziom trójglicerydów w surowicy i nieznacznie zwiększyć HDL ("dobry" cholesterol). Te zmiany w profilach lipidowych są korzystne dla utrzymania zdrowego układu sercowo-naczyniowego, a w kontekście żylaków mogą pomóc w zapobieganiu powikłaniom związanym ze słabym krążeniem.

Jedną z mniej znanych, ale równie ważnych korzyści płynących z kwasów Omega-3 jest ich zdolność do działania jako środki przeciwzapalne. Jest to szczególnie istotne, jeśli cierpisz na wrzody związane z żylakami. Ostatnie badania wykazały, że suplementacja kwasami Omega-3 spowodowała znaczne zmniejszenie długości, szerokości i głębokości owrzodzeń. Ponadto te kwasy tłuszczowe poprawiły wrażliwość na insulinę i obniżyły poziom białka C-reaktywnego (CRP), markera stanu zapalnego. Typowa dawka dla tych korzyści wynosi 1000 mg dwa razy na dobę.

W przypadku grup o szczególnych potrzebach, takich jak kobiety w ciąży lub karmiące piersią lub osoby przyjmujące leki rozrzedzające krew, nadzór medyczny jest niezbędny przed rozpoczęciem suplementacji Omega-3 ze względu na ryzyko interakcji z lekami i skutków ubocznych, takich jak powikłania krwotoczne.

Zamiast skupiać się tylko na suplementach, zachęcam do rozważenia włączenia do diety pokarmów naturalnie bogatych w kwasy Omega-3. Tłuste ryby, takie jak łosoś, makrela i sardynki, a także orzechy i nasiona, są nie tylko doskonałym źródłem kwasów Omega-3, ale także oferują szeroką gamę innych niezbędnych składników odżywczych, których suplementy nie są w stanie zapewnić. Te pełnowartościowe produkty pomagają wspierać zbilansowaną dietę i zdrowy styl życia, co ma kluczowe znaczenie w leczeniu żylaków.

Praktyczne wskazówki dotyczące spożywania kwasów omega-3

1. Zdywersyfikuj swoje źródła: Włącz do swojej diety różne źródła Omega-3, w tym tłuste ryby, takie jak łosoś i sardynki, a także nasiona chia i orzechy włoskie.

2. Zdrowe gotowanie: Przygotuj rybę pieczoną lub grillowaną
zamiast smażonej, aby zachować niezbędne nienasycone
kwasy tłuszczowe i uniknąć niezdrowych tłuszczów.

3. Suplementy wysokiej jakości: Jeśli zdecydujesz się na
suplementy Omega-3, szukaj tych z certyfikatem czystości i
wolnych od zanieczyszczeń, takich jak rtęć.

Ile kwasów Omega-3 potrzebuję dziennie?

 Zalecana dawka może się różnić, ale dla zdrowych osób
dorosłych zaleca się od 250 mg do 1000 mg EPA i DHA w
połączeniu dziennie.

Czy suplementy Omega-3 mogą wchodzić w interakcje z innymi lekami?

Tak, zwłaszcza w przypadku leków rozrzedzających krew.
Kwasy omega-3 mogą zwiększać ryzyko krwawienia, dlatego
ważne jest, aby skonsultować się z lekarzem przed
rozpoczęciem suplementacji, jeśli przyjmujesz leki takie jak
warfaryna.

Czy wegetarianie mogą uzyskać wystarczającą ilość kwasów
Omega-3?

Wegetarianie mogą zdecydować się na źródła roślinne, takie
jak nasiona lnu, nasiona chia i orzechy włoskie lub suplementy
pochodzące z alg.

Wskazówki dotyczące nadzoru medycznego

Jeśli zdecydujesz się na przyjmowanie suplementów Omega-3, zaleca się regularne badania kontrolne w celu monitorowania ogólnego stanu zdrowia układu sercowo-naczyniowego i w razie potrzeby dostosowania dawek.

Wszelkie działania niepożądane, takie jak odbijanie o smaku ryb, rozstrój żołądka lub reakcje alergiczne, należy zgłaszać lekarzowi.

Upewnij się, że lekarz ocenia całą Twoją dietę i styl życia, aby odpowiednio dostosować wszelkie suplementy Omega-3 w kontekście ogólnego stanu zdrowia.

Konkluzja

Chociaż długołańcuchowe kwasy omega-3 nie naprawiają bezpośrednio żylaków, ich wpływ na ogólny stan zdrowia i mikrokrążenie może być istotnym elementem strategii zarządzania. Czy jesteś gotowy na wprowadzenie niewielkiej zmiany w swojej diecie, która może mieć znaczący wpływ na jakość Twojego życia?

Ocena siarczanu w leczeniu owrzodzeń żylnych

Czy kiedykolwiek odczuwałeś tę frustrację podczas leczenia, które nie przynosi oczekiwanych rezultatów? W tym rozdziale zagłębimy się w ocenę siarczanu, proponowanego leczenia owrzodzeń żylnych, przyglądając się bliżej jego skuteczności i znaczeniu dla osób takich jak Ty, które mają do czynienia z powikłaniami żylakowymi.

odgrywa kluczową rolę w wielu procesach biologicznych, w tym w syntezie kolagenu i funkcjonowaniu układu odpornościowego, które są niezbędne w procesie gojenia się ran. Jednak jeśli chodzi o owrzodzenia żylne, historia jest bardziej złożona, niż mogłoby się wydawać na pierwszy rzut oka.

Dzięki badaniom, które różniły się metodologią, od dawek od 440 do 660 mg dziennie i czasu trwania leczenia od czterech tygodni do jednego roku, podjęto próby określenia skuteczności siarczanu w leczeniu owrzodzeń żylnych. Co ciekawe, wyniki nie wykazały statystycznie istotnych różnic między grupą leczoną siarczanem a grupą kontrolną, niezależnie od tego, czy otrzymywały placebo, czy nie otrzymywały leczenia.

Na podstawie dostępnych dowodów zaleca się rozważenie samego siarczanu jako leczenia wspomagającego, po ocenie innych metod, które są bardziej skuteczne i lepiej poparte badaniami naukowymi. Ważne jest, aby zrozumieć, że chociaż jest niezbędny w wielu procesach biologicznych, nie wykazano, aby jego suplementacja była ostatecznym rozwiązaniem w przypadku owrzodzeń żylnych.

Pomiar stężenia w surowicy był częścią oceny w kilku badaniach, ujawniając znaczenie monitorowania tych poziomów w celu prawidłowego dostosowania dawki i uniknięcia błędnych interpretacji, które mogłyby wpłynąć na skuteczność leczenia.

Chociaż jest niezbędna do syntezy kolagenu i funkcjonowania układu odpornościowego, suplementacja nie wykazała wyraźnej przewagi w szybkości gojenia się owrzodzeń żylnych, co sugeruje, że odpowiedni poziom jest niezbędny, ale sam w sobie niewystarczający, aby zapewnić gojenie.

 Względy bezpieczeństwa przy stosowaniu siarczanu

Badania wykazały, że skutki uboczne siarczanu są łagodne, w tym objawy takie jak zaparcia, nudności i wysypki. Jednak bardzo ważne jest, aby zachować czujność na te skutki, zwłaszcza u pacjentów, którzy mogą przyjmować duże dawki lub którzy mają wcześniej istniejące schorzenia, które mogą się pogorszyć.

Praktyczne wskazówki dotyczące stosowania siarczanu

1. Zdecyduj się na wysokiej jakości suplementy siarczanu, które są certyfikowane pod względem czystości, aby zapewnić skuteczność i zminimalizować ryzyko zanieczyszczeń.

2. Rozważ kremy lub żele zawierające siarczan, które można stosować bezpośrednio na owrzodzenia żylne, postępując zgodnie z instrukcjami producenta, aby uniknąć podrażnień lub działań niepożądanych.

Ile siarczanu mogę przyjmować dziennie na żylaki?

Dawkowanie może się różnić, ale zaleca się, aby nie przekraczać 440 mg do 660 mg na dobę. Konieczne jest przestrzeganie zaleceń lekarza, aby dostosować dawkę do konkretnych potrzeb.

Czy siarczan może wchodzić w interakcje z innymi lekami?

Tak, siarczan może wchodzić w interakcje z niektórymi antybiotykami i lekami na reumatoidalne zapalenie stawów, zmniejszając ich wchłanianie. Zawsze skonsultuj się z lekarzem przed połączeniem zabiegów.

Jakie pokarmy są bogate w?

Ostrygi, czerwone mięso, drób, fasola i orzechy są doskonałym źródłem. Włączenie tych produktów do diety może pomóc w utrzymaniu optymalnego poziomu bez konieczności nadmiernej suplementacji.

Ważne jest, aby okresowo wykonywać badania krwi w celu monitorowania poziomu w organizmie, dostosowując suplementację w razie potrzeby, aby uniknąć toksyczności lub niedoboru.

Wszelkie nowe lub nasilające się objawy, takie jak nudności lub wysypka, należy natychmiast zgłaszać lekarzowi w celu oceny potrzeby dostosowania leczenia.

Jeśli zastanawiasz się nad zwiększeniem spożycia poprzez dietę, konsultacja z dietetykiem może zapewnić zbilansowany plan żywieniowy, który zaspokoi Twoje potrzeby żywieniowe bez przekraczania bezpiecznych limitów.

Wniosek: myślenie o przyszłości

Chociaż siarczan został zbadany jako opcja leczenia, dowody na jego skuteczność są ograniczone i powinny być dokładnie ocenione w porównaniu z innymi, bardziej uznanymi opcjami leczenia. W następnym rozdziale dowiemy się o korzyściach płynących z.

Mamy nadzieję, że dzięki tym zaleceniom czujesz się lepiej przygotowany do omówienia z lekarzem opcji leczenia, które są dla Ciebie najbardziej odpowiednie. Czy jesteś gotowy do podejmowania świadomych decyzji, które zoptymalizują Twoje samopoczucie i leczenie żylaków?

Strategie żywieniowe i dermatologiczne w kompleksowym leczeniu żylaków za pomocą

Wyobraź sobie, że czujesz ciągłe swędzenie w nogach, objaw, który nie tylko sprawia, że czujesz się niekomfortowo, ale także nie pozwala Ci zasnąć w nocy. Teraz wyobraź sobie, że odkrywasz, że ten dyskomfort może być związany nie tylko z widocznymi żylakami, ale także ze stanem nawilżenia skóry i poziomem w organizmie. Niniejszy rozdział poświęcony jest zbadaniu tego związku i przedstawieniu praktycznych zaleceń opartych na najnowszych odkryciach.

Żylaki nie tylko wpływają na krążenie i estetykę nóg, ale mogą również znacząco wpłynąć na zdrowie skóry. Aspekty takie jak nawilżenie warstwy rogowej naskórka i przeznaskórkowa utrata wody (TEWL) mają kluczowe znaczenie dla utrzymania integralności bariery skórnej, a czynniki te mogą być zagrożone u osób z żylakami.

Dane pokazują, że osoby z żylakami i swędzeniem mają zwykle zauważalnie niższy poziom nawodnienia w warstwie rogowej naskórka, co może nasilać swędzenie i dyskomfort. To pogorszenie bariery skórnej jest krytycznym czynnikiem, którym musimy się zająć. Bardzo ważne jest monitorowanie nawilżenia skóry u pacjentów z żylakami. Regularne stosowanie kremów nawilżających może poprawić nawilżenie i przynieść znaczną ulgę.

Podwyższony TEWL wskazuje na naruszoną barierę skórną, co może zwiększać suchość i swędzenie. Zaleca się okresową ocenę TEWL pod kątem pogorszenia integralności bariery skórnej i podjęcie działań naprawczych.

Znaczenie w funkcjonowaniu skóry

ma nie tylko kluczowe znaczenie dla integralności skóry i funkcjonowania układu odpornościowego, ale stwierdzono również, że poziom jest znacznie niższy u osób z żylakami i swędzeniem. Rozważ suplementację pod nadzorem lekarza, zwłaszcza jeśli badania krwi wykazują niedobory. Może to nie tylko poprawić nawilżenie skóry, ale także zmniejszyć TEWL.

Praktyczne zastosowanie do codziennego doskonalenia

Stosowanie środków nawilżających: Regularne stosowanie środków nawilżających jest niezbędne, aby utrzymać nawilżenie skóry i wzmocnić barierę skórną.

Suplementacja: Pamiętaj, aby sprawdzić poziom i dostosować suplementację w razie potrzeby, aby zoptymalizować korzyści zdrowotne dla skóry.

Opieka medyczna nad pacjentami z żylakami powinna łączyć ocenę dermatologiczną z leczeniem naczyniowym. Ta multidyscyplinarna współpraca między dermatologami, angiologami i dietetykami jest niezbędna, aby całościowo zająć się wszystkimi aspektami żylaków.

 Praktyczne wskazówki dotyczące leczenia żylaków i zdrowia skóry

1. Wybór i stosowanie kremów nawilżających

Wybieraj kremy, które zawierają składniki takie jak kwas hialuronowy i ceramidy, które pomagają zatrzymać wilgoć w skórze.

Nałóż krem nawilżający po prysznicu, gdy skóra jest jeszcze lekko wilgotna, aby zmaksymalizować wchłanianie.

Ile powinienem przyjmować, aby poprawić zdrowie skóry?

Zalecana ilość jest różna, ale dla dorosłych sugerowany jest zakres 11-22 mg dziennie, w zależności od indywidualnych potrzeb i nadzoru lekarskiego.

Jakie inne składniki odżywcze są ważne dla zdrowia skóry u osób z żylakami?

Oprócz witaminy takie jak C i E mają kluczowe znaczenie dla ich właściwości przeciwutleniających, które chronią skórę i poprawiają jej elastyczność.

Regularne konsultacje

Zaplanuj regularne wizyty u lekarza, aby monitorować poziom
i dostosować dawkowanie w razie potrzeby. Jest to szczególnie
ważne, jeśli stosujesz suplementy.

Zintegrowane oceny dermatologiczne

Rozważ regularne badania u dermatologa, aby kompleksowo
zająć się aspektami skórnymi żylaków i odpowiednio dostosować leczenie.

To kompleksowe podejście nie tylko zajmuje się objawami
skórnymi związanymi z żylakami, ale także ma na celu
poprawę ogólnej jakości życia pacjenta poprzez radzenie sobie
z często pomijanymi powikłaniami. Czy jesteś gotowy, aby
wprowadzić te praktyki do swojej codziennej rutyny i zaobser-
wować poprawę nie tylko w zakresie żylaków, ale także
ogólnego stanu zdrowia skóry?

Rozumiejąc i stosując te zalecenia, możesz odgrywać aktywną
rolę w radzeniu sobie z żylakami, znacznie poprawiając
zarówno swoje samopoczucie fizyczne, jak i osobiste za-
dowolenie z leczenia.

Magnez kluczowy składnik odżywczy w gojeniu wrzodów u pacjentów z żylakami

Czy kiedykolwiek czułeś, że pomimo Twoich wysiłków, radzenie sobie z żylakami wydaje się niekończącą się drogą? Żylaki nie tylko wpływają na estetykę nóg, ale mogą być również powikłane owrzodzeniami żylnymi, co wymaga nie tylko leczenia, ale także wsparcia żywieniowego. W tym rozdziale przyjrzymy się, w jaki sposób witamina E i magnez mogą odgrywać kluczową rolę w powrocie do zdrowia.

Kiedy mówimy o żylakach, a zwłaszcza owrzodzeniach żylnych podudzi (VLU), odżywianie może mieć bezpośredni i znaczący wpływ na szybkość i skuteczność gojenia. Ostatnie badania podkreśliły rolę niektórych składników odżywczych, takich jak witamina E i magnez, które są niezbędne nie tylko do utrzymania dobrego zdrowia, ale także do ułatwiania określonych procesów, które mogą przyspieszyć powrót do zdrowia po owrzodzeniach związanych z żylakami.

Witamina E i magnez: sprzymierzeńcy w leczeniu

Witamina E, znana ze swoich właściwości przeciwutleniających, wraz z magnezem, który reguluje procesy zapalne, wykazały obiecujące wyniki w suplementacji w leczeniu owrzodzeń żylnych.

Wykazano, że połączenie 250 mg tlenku magnezu i 400 IU witaminy E przyjmowanych dziennie znacznie zmniejsza rozmiar wrzodów, poprawia poziom hemoglobiny glikozylowanej (HbA1c) i optymalizuje profile lipidowe. Te składniki odżywcze działają poprzez poprawę funkcji śródbłonka i zmniejszenie stresu oksydacyjnego, co z kolei ułatwia gojenie się wrzodów.

Nadzór kliniczny:

Biorąc pod uwagę potencjał tych składników odżywczych do przekraczania tolerowanego górnego limitu spożycia (TUIL) dla magnezu, niezbędny jest nadzór medyczny. Suplementacja powinna być nadzorowana przez profesjonalistów w celu monitorowania wszelkich działań niepożądanych i dostosowania dawek w razie potrzeby. To śledzenie zapewnia, że korzyści płynące z suplementacji są maksymalizowane bez narażania Twojego bezpieczeństwa.

Czy wykorzystujesz wszystkie dostępne zasoby, aby poradzić sobie z żylakami i związanymi z nimi powikłaniami? Włączenie tych składników odżywczych do codziennej diety pod nadzorem lekarza może być przełomowym krokiem w kierunku lepszego zdrowia i jakości życia.

Praktyczne zastosowanie: Poza teorią

Stosowanie suplementów: Rozważ rozmowę z lekarzem na temat włączenia suplementów witaminy E i magnezu do swojej diety. Jest to nie tylko środek zapobiegawczy, ale także przyspieszacz gojenia owrzodzeń żylnych.

Regularne monitorowanie: Upewnij się, że Twoje postępy w stosowaniu tych suplementów są regularnie monitorowane, aby dostosować dawkę i rozwiązać wszelkie problemy, które mogą się pojawić.

Kompleksowe podejście: żywienie i leczenie

Integracja zarządzania żywieniowego z uznanym leczeniem medycznym oferuje holistyczną strategię, która dotyczy nie tylko żylaków i ich objawów, ale także schorzeń podstawowych, takich jak owrzodzenia żylne. Ta współpraca między dietetykami a lekarzami jest niezbędna do zapewnienia skutecznego i bezpiecznego leczenia.

1. Bezpieczeństwo i dawkowanie suplementów:

Witamina E: Podana dawka 400 IU dziennie mieści się w bezpiecznych granicach dla większości dorosłych. Należy jednak wziąć pod uwagę, że wysokie dawki witaminy E mogą wchodzić w interakcje z niektórymi lekami i zwiększać ryzyko krwawienia, szczególnie u osób przyjmujących leki rozrzedzające krew.

Magnez: Dawka 250 mg tlenku magnezu jest zazwyczaj bezpieczna, ale ważne jest, aby monitorować efekty, ponieważ wysokie dawki mogą powodować problemy, takie jak biegunka lub zaburzenia równowagi elektrolitowej. Nadzór medyczny ma kluczowe znaczenie dla dostosowania dawki i zapobiegania powikłaniom.

2. Skuteczność i mechanizmy działania:

Witamina E i magnez mają dobrze udokumentowane role w zmniejszaniu stresu oksydacyjnego i poprawie funkcji śródbłonka. Jednak bezpośrednie dowody na jego skuteczność w gojeniu owrzodzeń żylnych są ograniczone i mieszane. Połączenie obu w tym konkretnym celu nie jest szeroko badane, więc chociaż jest obiecujące, powinno być uważane za eksperymentalne.

3. Zalecenia oparte na dowodach:

Biorąc pod uwagę potencjalne korzyści i ryzyko, rozsądne jest, aby suplementacja witaminy E i magnezu odbywała się pod nadzorem lekarza. Jest to szczególnie ważne dla osób z wcześniej istniejącymi schorzeniami lub przyjmujących inne leki.

4. Włączenie do strategii leczenia:

Włączenie tych suplementów do planu leczenia może przynieść dodatkowe korzyści w zakresie zdrowia układu sercowo-naczyniowego i gojenia wrzodów. Powinno to być jednak częścią szerszego podejścia, które obejmuje inne metody leczenia i zmiany stylu życia.

Analiza ta potwierdza, że włączenie witaminy E i magnezu do leczenia owrzodzeń żylnych powinno odbywać się ostrożnie, oceniając każdy przypadek indywidualnie. Nadzór medyczny jest niezbędny, aby suplementacja była bezpieczna i skuteczna, dostosowując się do specyficznych potrzeb pacjenta i jego kontekstu klinicznego.

Praktyczne wskazówki dotyczące suplementacji witaminy E i magnezu

1. Rozpoczęcie suplementacji

Przed rozpoczęciem jakiegokolwiek schematu suplementacji, zwłaszcza witaminy E i magnezu, skonsultuj się z lekarzem, aby upewnić się, że jest on odpowiedni dla Twoich konkretnych potrzeb, zwłaszcza jeśli przyjmujesz inne leki.

Jakie pokarmy są bogate w witaminę E i magnez?

Witamina E znajduje się w produktach takich jak migdały, szpinak i oleje roślinne. Magnez jest obecny w orzechach, na-sionach, roślinach strączkowych i produktach pełnozi-arnistych.

Skąd mam wiedzieć, czy potrzebuję więcej witaminy E czy magnezu w mojej diecie?

Objawy, takie jak skurcze mięśni, drażliwość i trudności w gojeniu się ran, mogą wskazywać na niedobór. Jednak konieczne jest wykonanie badań krwi, aby określić dokładny poziom.

Wskazówki dotyczące nadzoru medycznego

Regularne konsultacje

Zaplanuj regularne badania krwi, aby monitorować poziom witaminy E i magnezu. Dostosuj swoją suplementację w oparciu o te wyniki i zalecenia lekarza.

Zarządzanie interakcjami z innymi lekami

Witamina E może wchodzić w interakcje z lekami rozrzedzającymi krew i innymi lekami. Omów te potencjalne interakcje z lekarzem, aby uniknąć powikłań.

To kompleksowe podejście nie tylko poprawia wyniki leczenia, ale także umożliwia pacjentowi odgrywanie aktywnej roli w swoim zdrowiu. Dzięki odpowiedniej wiedzy i odpowiedniemu wsparciu droga do wyzdrowienia może być bardziej efektywna i mniej bolesna. Czy jesteś gotowy, aby zrobić kolejny krok w swojej opiece i powrocie do zdrowia?

Ekstrakt z kasztanowca: naturalny sprzymierzeniec w leczeniu żylaków

Czy kiedykolwiek czułeś, że Twoje nogi nie tylko wyglądają na dotknięte żylakami, ale także odczuwają ból, obrzęk i irytujące uczucie swędzenia? Jeśli tak, ten rozdział pozwoli Ci spojrzeć z odświeżającej perspektywy na to, w jaki sposób ekstrakt z nasion kasztanowca (HSEC) może być istotnym sprzymierzeńcem w walce z tymi objawami.

Ekstrakt z kasztanowca to nie tylko środek ludowy; jest naukowo wspieranym lekiem leczenia przewlekłej niewydolności żylnej (PNŻ). Kontrolowane badania wykazały jego zdolność do łagodzenia objawów, takich jak ból nóg, obrzęk i świąd, zmieniając nie tylko wygląd nóg, ale także znacznie poprawiając jakość życia osób dotkniętych chorobą.

Dowody kliniczne korzyści HCSE

1. Ulga w bólu nóg: EHSC wykazało znaczne zmniejszenie bólu w kilku badaniach. Na przykład średnia redukcja o 42,40 mm w wizualnej skali analogowej wskazuje na wyraźną poprawę bólu nóg.

2. Zmniejszenie obrzęku: Badania wykazały, że HCSE jest skuteczny w zmniejszaniu obrzęku, z poprawą mierzoną w redukcji o 40,10 mm w skali obrzęku w porównaniu z placebo.

3. Leczenie świądu związanego z PNŻ: Oprócz zmniejszania obrzęku i bólu, wykazano również, że HCSE jest skuteczny w walce ze świądem, znacznie poprawiając ten irytujący objaw.

4. Zarządzanie obwodem nóg: Leczeniu HCSE udało się zmniejszyć obwód nogi, ułatwiając zarówno estetyczną, jak i funkcjonalną poprawę u pacjentów.

Mechanizmy biologiczne stojące za EHSC

Wzmocnienie żył: HCSE zawiera escynę, składnik, który wzmacnia ściany żył, poprawia napięcie żylne i zmniejsza przepuszczalność naczyń włosowatych.

Zmniejszone stan zapalny: Ponadto sugeruje się, że HCSE łagodzi miejscowy stan zapalny, co pomaga złagodzić swędzenie i inne objawy zapalne.

Praktyczne zastosowanie: Jak korzystać z BHP

Zalecana dawka: Skuteczna dawka HCSE wynosi 100-150 mg na dobę, standaryzowana na escynę. Ważne jest, aby rozpocząć każdą suplementację pod nadzorem lekarza, aby dostosować dawkę zgodnie z odpowiedzią i potrzebami.

Monitorowanie skutków ubocznych: Chociaż dobrze tolerowany, ważne jest, aby zwracać uwagę na potencjalne skutki uboczne, zwłaszcza żołądkowo-jelitowe.

Integracja EHSC z innymi metodami leczenia, takimi jak pończochy uciskowe i zmiana stylu życia, może zapewnić holistyczne i skuteczne podejście do radzenia sobie z przewlekłą niewydolnością żylną. To naturalne leczenie nie tylko łagodzi objawy fizyczne, ale także poprawia ogólne samopoczucie, pozwalając na wznowienie codziennych czynności z mniejszym dyskomfortem i większą pewnością siebie.

Zagadnienia dotyczące monitorowania i zabezpieczeń:

Chociaż EHCH jest dobrze tolerowany, ważne jest, aby monitorować pacjentów pod kątem wszelkich działań niepożądanych, zwłaszcza tych związanych z układem pokarmowym. Najczęstsze działania niepożądane obejmują dolegliwości żołądkowo-jelitowe, ale zwykle są one łagodne.

Zaleca się włączenie HCSE do większego planu leczenia, który może obejmować pończochy uciskowe i dostosowanie stylu życia. Nadzór medyczny ma kluczowe znaczenie dla dostosowania dawkowania i leczenia do indywidualnych potrzeb każdego pacjenta, zapewniając w ten sposób maksymalną skuteczność i bezpieczeństwo.

Praktyczne wskazówki dotyczące korzystania z EHSC

1. Rozpoczęcie suplementacji: Skonsultuj się z lekarzem przed rozpoczęciem HCSE, zwłaszcza jeśli przyjmujesz inne leki, które mogą wchodzić w interakcje.

Czy mogę stosować HCSE podczas przyjmowania leków rozrzedzających krew?

 Należy skonsultować się z lekarzem przed zastosowaniem HCSE, jeśli pacjent przyjmuje leki rozrzedzające krew, ze względu na możliwość zwiększonego ryzyka krwawienia.

Co powinienem zrobić, jeśli wystąpią skutki uboczne HCSE?

Jeśli wystąpią działania niepożądane, takie jak dyskomfort żołądkowo-jelitowy, ważne jest, aby poinformować lekarza o konieczności dostosowania dawki lub zapoznania się z innymi opcjami leczenia.

 Wskazówki dotyczące nadzoru medycznego

Regularna ocena:

Bardzo ważne jest, aby regularnie przeprowadzać badania kontrolne, aby ocenić, jak HCSE wpływa na twoje ciało, zwłaszcza jeśli masz wcześniej istniejące schorzenia, na które może mieć wpływ jego stosowanie.

Dostosowanie dawki:

Na podstawie odpowiedzi pacjenta na leczenie i wyników badań laboratoryjnych lekarz może dostosować dawkę, aby zmaksymalizować skuteczność i zminimalizować ryzyko.

Optymalizacja leczenia przewlekłej niewydolności żylnej za pomocą wąkroty azjatyckiej

W nieustannym poszukiwaniu skutecznych rozwiązań dla powikłań przewlekłej niewydolności żylnej (PNŻ) i mikroangiopatii żylnej, natura oferuje potężnego sprzymierzeńca: całkowitą frakcję triterpenową Centella asiatica (TTFCA). Ten rozdział poświęcony jest zbadaniu sposobu, w jaki ta roślina, stosowana od wieków w medycynie tradycyjnej, staje się obecnie obiecującym sposobem leczenia zgodnie z najnowszymi dowodami naukowymi.

Odkrywanie wąkroty azjatyckiej

Wyobraź sobie, że idziesz cichą ścieżką, napotykając roślinę, która nie tylko jest w stanie upiększyć krajobraz, ale także ma moc łagodzenia niektórych z najbardziej uporczywych i bolesnych dolegliwości związanych z żylakami. Centella asiatica, znana ze swoich właściwości leczniczych, została szeroko przebadana w warunkach klinicznych w celu potwierdzenia jej korzyści w leczeniu PNŻ.

Udowodniona skuteczność w objawach PNŻ

1. Ogólna poprawa objawów: Rygorystyczne badania wykazały, że TTFCA znacznie poprawia objawy PNŻ, takie jak obrzęk, ból nóg i świąd.

Skuteczne dawki: Dawkowanie TTFCA wahało się od 30 mg
dwa razy na dobę do 120 mg na dobę, w zależności od nasilenia objawów, przy czym leczenie trwało od 28 do 60 dni.

2. Wpływ na mikrokrążenie i objętość nóg:

TTFCA wykazała niezwykłą poprawę objętości nóg oraz obwodu kostek i łydek, przyczyniając się do skutecznego
zmniejszenia obrzęku.

Poprawia również parametry mikrokrążenia, w tym
przezskórne ciśnienie parcjalne tlenu i dwutlenku węgla
(tcPO2, tcPCO2) oraz odpowiedź żylną (VAR).

Bezpieczeństwo i tolerancja

Chociaż działania niepożądane związane ze stosowaniem
TTFCA są łagodne, takie jak ból brzucha i nudności, częstość
ich występowania jest niska, co wzmacnia profil bezpieczeństwa tego leczenia.

Biologiczne mechanizmy działania

Wzmocnienie bariery kapilarnej: TTFCA zmniejsza
przepuszczalność naczyń włosowatych poprzez wzmocnienie
ścian żylnych, co zmniejsza przeciekanie i powstawanie
obrzęków.

Poprawa mikrokrążenia: Działa bezpośrednio na poprawę przepływu żylnego, ułatwiając w ten sposób powrót żylny i zmniejszając zastój krwi w kończynach dolnych.

 Praktyczne zastosowanie i kompleksowe zarządzanie

Dostosowane podawanie: Zaleca się rozpoczęcie leczenia dawkowaniem w zależności od nasilenia objawów i dostosowanie w zależności od indywidualnej odpowiedzi pacjenta.

Całkowita frakcja triterpenowa Centella asiatica (TTFCA) została szeroko przebadana pod kątem jej wpływu na poprawę objawów przewlekłej niewydolności żylnej (CVI), wykazując obiecujące wyniki w różnych badaniach. Wykazano, że TTFCA znacznie poprawia typowe objawy PNŻ, takie jak obrzęk, ból nóg i świąd. Poprawę tę zaobserwowano przy podawaniu dawek od 30 mg dwa razy na dobę do 120 mg na dobę, przez okres od 28 do 60 dni.

Jeśli chodzi o bezpieczeństwo i tolerancję TTFCA, badania wykazały, że działania niepożądane są łagodne i mogą obejmować objawy żołądkowo-jelitowe, takie jak ból brzucha i nudności, chociaż są one rzadkie. Ten korzystny profil bezpieczeństwa sprawia, że TTFCA jest opcją, którą należy wziąć pod uwagę w leczeniu CVI.

Ważne jest, aby każda suplementacja TTFCA była nadzorowana przez fachowy personel medyczny w celu dostosowania dawki do indywidualnych potrzeb i reakcji oraz zapewnienia właściwej integracji z innymi formami leczenia PNŻ, takimi jak kompresjoterapia i inne zabiegi dermoochronne. Zapewnia to kompleksowe podejście, które maksymalizuje korzyści terapeutyczne przy jednoczesnej minimalizacji ryzyka wystąpienia działań niepożądanych.

Zanim zaczniesz przyjmować TTFCA, skonsultuj się z lekarzem, aby upewnić się, że jest on odpowiedni dla Ciebie, zwłaszcza jeśli przyjmujesz inne leki.

Jak długo należy przyjmować TTFCA, aby zobaczyć poprawę objawów PNŻ?

Badania sugerują przyjmowanie TTFCA przez okres od 28 do 60 dni, aby zauważyć znaczną poprawę objawów PNŻ, ale czas trwania może się różnić w zależności od indywidualnej odpowiedzi.

Czy są jakieś skutki uboczne przyjmowania TTFCA?

Skutki uboczne są łagodne i obejmują objawy żołądkowo-jelitowe, takie jak ból brzucha i nudności. Jeśli wystąpią działania niepożądane, ważne jest, aby skonsultować się z lekarzem.

Monitorowanie efektów i dostosowanie dawki:

Bardzo ważne jest, aby dawkowanie TTFCA było spersonalizowane i monitorowane przez lekarza, zwłaszcza na początku leczenia, w celu dostosowania dawek w zależności od potrzeb i reakcji pacjenta.

Kompleksowa ocena:

Należy rozważyć regularne oceny obwodu nóg i jakości skóry w celu monitorowania skuteczności TTFCA w leczeniu PNŻ i dostosowania leczenia w razie potrzeby.

Konkluzja

Całkowita frakcja triterpenowa Centella asiatica jest przedstawiana jako cenna opcja terapeutyczna w celu poprawy objawów i jakości życia u pacjentów z PNŻ. Dzięki udokumentowanym korzyściom i korzystnemu profilowi bezpieczeństwa, to naturalne leczenie zasługuje na poważne rozważenie w protokołach postępowania z przewlekłą niewydolnością żylną, zawsze pod nadzorem pracowników służby zdrowia i dostosowanych do indywidualnych potrzeb pacjenta.

Znaczenie witaminy D w leczeniu owrzodzeń związanych z żylakami

Czy zastanawiałeś się kiedyś, dlaczego niektóre rany goją się wolniej niż inne, zwłaszcza jeśli chodzi o owrzodzenia nóg związane z żylakami? W tym rozdziale przyjrzymy się, w jaki sposób niezbędny składnik odżywczy, witamina D, odgrywa kluczową rolę w leczeniu tych wrzodów, dając Ci nową perspektywę i narzędzia do lepszego zarządzania zdrowiem.

Istotna rola witaminy D w organizmie

Witamina D, znana jako "witamina słońca", ma nie tylko kluczowe znaczenie dla utrzymania mocnych kości, ale ma również znaczący wpływ na inne obszary zdrowia, w tym funkcjonowanie układu odpornościowego i procesy zapalne. Ten niezbędny składnik odżywczy pomaga regulować reakcję organizmu na infekcje i stany zapalne, dwa kluczowe czynniki w gojeniu się wrzodów.

Jak witamina D wspomaga gojenie się wrzodów

1. Poprawa funkcji immunologicznej:

 Witamina D jest niezbędna do prawidłowego funkcjonowania układu odpornościowego. Pomaga aktywować mechanizmy obronne organizmu, które zwalczają infekcje, co jest niezbędne do skutecznego gojenia się wrzodów.

2. Modulacja stanu zapalnego:

 Ponadto witamina ta odgrywa rolę w modulowaniu odpowiedzi zapalnej. Kontrolując stan zapalny, witamina D może zmniejszyć uszkodzenia tkanek w obszarze owrzodzenia, ułatwiając w ten sposób gojenie.

 Zalecane dawkowanie i zaobserwowane korzyści

Skuteczne dawkowanie: Zalecana dawka, aby zobaczyć poprawę gojenia się wrzodów, to 4,000 IU witaminy D tygodniowo. Wykazano, że ta ilość jest skuteczna w znacznej poprawie gojenia.

Wpływ na parametry biochemiczne: Obserwuje się nie tylko poprawę w gojeniu się wrzodów, ale także w ważnych parametrach biochemicznych, takich jak HbA1c (wskaźnik kontroli poziomu glukozy we krwi) i profil lipidowy, który obejmuje cholesterol i trójglicerydy, poprawiając w ten sposób zdrowie układu sercowo-naczyniowego.

Korelacja między poziomem witaminy D a gojeniem się wrzodów

Stwierdzono pozytywną korelację między odpowiednim poziomem witaminy D a poprawą gojenia się wrzodów. Oznacza to, że utrzymanie optymalnego poziomu witaminy D jest nie tylko korzystne dla zdrowia kości i układu odpornościowego, ale także niezbędne do szybszego powrotu do zdrowia po owrzodzeniach żylnych.

Praktyczne wskazówki dotyczące przyjmowania witaminy D

1. Optymalizacja absorpcji:

Witaminę D należy przyjmować z posiłkiem zawierającym tłuszcz. Witamina D jest rozpuszczalna w tłuszczach, więc jej wchłanianie poprawia się, gdy jest spożywana z pokarmami bogatymi w zdrowe tłuszcze, takimi jak awokado, orzechy, nasiona lub oliwa z oliwek.

2. Dywersyfikacja źródeł:

Nie polegaj wyłącznie na suplementach; staraj się również pozyskiwać witaminę D z naturalnych źródeł. Łosoś, tuńczyk, śledź i jaja są doskonałym źródłem, podobnie jak produkty wzbogacone, takie jak niektóre rodzaje mleka i zboża.

3. Regularność i pomiar:

Przyjmuj regularnie suplementy witaminy D zgodnie z zaleceniami lekarza i rozważ regularne badania krwi w celu monitorowania poziomu witaminy D, dostosowując dawkę w razie potrzeby.

1. Ile witaminy D powinienem przyjmować dziennie, jeśli mam żylaki?

Dawkowanie może się różnić w zależności od indywidualnych potrzeb i stanu zdrowia. Do gojenia wrzodów stosuje się do 4000 IU tygodniowo, ale ważne jest, aby skonsultować się z lekarzem w celu uzyskania spersonalizowanej dawki.

2. Czy mogę uzyskać wystarczającą ilość witaminy D z samego słońca?

Ekspozycja na słońce może pomóc w produkcji witaminy D, ale jej ilość różni się w zależności od położenia geograficznego, pory roku i rodzaju skóry. W wielu przypadkach, zwłaszcza w mniej słonecznym klimacie, konieczna jest suplementacja dietą lub suplementami.

3. Co mam zrobić, jeśli wystąpią skutki uboczne związane z suplementami witaminy D?

Jeśli wystąpią działania niepożądane, takie jak ból brzucha, zmęczenie lub objawy nadmiaru wapnia (splątanie, zwiększone pragnienie), natychmiast skontaktuj się z lekarzem.

Wskazówki dotyczące nadzoru medycznego

1. Wstępne konsultacje i regularne oceny:

Przed rozpoczęciem stosowania jakiegokolwiek suplementu, zwłaszcza jeśli masz wcześniej istniejące schorzenia, ważne jest, aby uzyskać ocenę lekarską. Regularne wizyty kontrolne pomogą dostosować dawkę i uniknąć interakcji z innymi lekami.

2. Monitorowanie interakcji:

Poinformuj lekarza o wszystkich przyjmowanych lekach i suplementach, aby uniknąć interakcji, zwłaszcza jeśli używasz leków, które wpływają na krzepliwość krwi lub metabolizm innych składników odżywczych.

3. Edukacja na temat oznak toksyczności:

Chociaż rzadko, może wystąpić toksyczność witaminy D, zwłaszcza przy dużych dawkach. Ważne jest, aby być poinformowanym o objawach zatrucia, takich jak nudności, wymioty, osłabienie i problemy z nerkami, a także wiedzieć, kiedy zwrócić się o pomoc medyczną.

Konkluzja

Włączenie podejścia żywieniowego, zwłaszcza zwiększenie spożycia witaminy D, może być cenną strategią w planie leczenia żylaków i ich powikłań. Porozmawiaj z lekarzem o możliwości zmierzenia poziomu witaminy D i rozważ suplementację, jeśli to konieczne, aby zoptymalizować proces gojenia i poprawić jakość życia.

W tym rozdziale zapoznałeś się z kluczowymi informacjami na temat tego, jak proste dostosowanie diety witaminowej może przełożyć się na znaczną poprawę zdrowia skóry i szybsze gojenie się owrzodzeń. Zachęcam do podjęcia aktywnych kroków w kierunku skuteczniejszego powrotu do zdrowia i poprawy samopoczucia. Czy jesteś gotowy, aby dokonać tej zmiany?

Witamina C w leczeniu żylaków: poza profilaktyką sercowo-naczyniową

Wyobraź sobie pogodny, słoneczny dzień, idealny na spacer po parku, ale zatrzymujesz się, martwiąc się bólem i obrzękiem nóg z powodu żylaków. Czy prosta zmiana diety lub codzienna suplementacja witaminy C może być kluczem do poprawy jakości życia? W tym rozdziale przyjrzymy się, w jaki sposób witamina C, poza znanymi korzyściami, może być sprzymierzeńcem w leczeniu żylaków.

Witamina C jest znana ze swojego silnego działania przeciwutleniającego i roli w zdrowiu układu sercowo-naczyniowego. Jednak ostatnie badania wykazały, że chociaż witamina C nie zmniejsza bezpośrednio ryzyka chorób sercowo-naczyniowych, takich jak zawały serca czy udary mózgu, nie stwierdzono znaczącego negatywnego wpływu jej suplementacji na ogólny stan naczyń krwionośnych. Może to być istotne dla Ciebie, jeśli masz żylaki, ponieważ utrzymanie dobrego zdrowia układu sercowo-naczyniowego jest niezbędne w ich leczeniu.

Biologiczne mechanizmy witaminy C w zdrowiu naczyniowym

1. Witamina C chroni komórki organizmu przed uszkodzeniami powodowanymi przez wolne rodniki poprzez swoją funkcję przeciwutleniającą. Proces ten ma kluczowe znaczenie dla utrzymania integralności

ścian naczyń krwionośnych, co jest szczególnie istotne dla osób z żylakami.

2. Chociaż witamina C nie zmniejsza bezpośrednio poważnych zdarzeń sercowo-naczyniowych, poprawia środowisko mikronaczyniowe. Jest to ważne w radzeniu sobie z objawami związanymi z żylakami, takimi jak stan zapalny i ból, poprzez wpływ na miejscowe krążenie krwi i zmniejszenie stresu oksydacyjnego.

Rola w syntezie kolagenu:

Witamina C jest niezbędna do syntezy kolagenu, białka odpowiedzialnego za wytrzymałość i elastyczność skóry oraz naczyń krwionośnych. Jest to szczególnie istotne w kontekście wrzodów, które mogą rozwinąć się u osób z zaawansowanymi żylakami.

W badaniach zaobserwowano, że poziom witaminy C jest znacznie niższy u pacjentów z wrzodami cukrzycowymi, co sugeruje potencjalną rolę w jej zapobieganiu i leczeniu.

Ćwiczyć

Wobec braku mocnych dowodów na poparcie wyłącznej suplementacji witaminy C w celu zapobiegania zdarzeniom sercowo-naczyniowym, zaleca się pozyskiwanie tej witaminy poprzez dietę bogatą w owoce i warzywa, takie jak owoce cytrusowe, truskawki, kiwi, papryka i brokuły.

Jeśli zdecydujesz się na suplementację, ważne jest, aby robić to pod nadzorem pracownika służby zdrowia. Ma to kluczowe znaczenie, zwłaszcza jeśli masz wcześniej istniejące schorzenia sercowo-naczyniowe lub krążeniowe.

Ten rozdział zachęca do rozważenia witaminy C nie tylko jako suplementu, ale jako części zdrowego stylu życia, który może znacznie poprawić zarządzanie żylakami i związanymi z nimi powikłaniami.

Praktyczne wskazówki dotyczące suplementacji witaminy C

1. Zwiększ spożycie pokarmów bogatych w witaminę C, takich jak owoce cytrusowe, truskawki, kiwi, papryka i brokuły. Włączenie tych produktów do codziennej diety może poprawić jakość skóry i wzmocnić naczynia krwionośne.
2. Rozważ suplementację tylko pod kierunkiem pracownika służby zdrowia, zwłaszcza jeśli masz wcześniej istniejące schorzenia lub przyjmujesz inne leki.

Czy witamina C może bezpośrednio poprawić żylaki?

 Witamina C nie leczy bezpośrednio żylaków, ale poprawia zdrowie naczyń krwionośnych i integralność naczyń krwionośnych dzięki działaniu przeciwutleniającemu, które może pomóc w radzeniu sobie z objawami związanymi z żylakami.

Ile witaminy C można bezpiecznie spożywać dziennie?

 Zalecana ilość witaminy C dla dorosłych jest różna, ale wystarczy od 65 do 90 mg dziennie. Ważne jest, aby nie przekraczać 2,000 mg na dobę, aby uniknąć skutków ubocznych.

Regularne konsultacje:

 Zaplanuj regularne wizyty kontrolne u lekarza, aby monitorować skuteczność suplementacji witaminy C i w razie potrzeby dostosować dawkę.

Ocena interakcji z innymi lekami:

 Omów z lekarzem wszystkie przyjmowane leki, aby upewnić się, że nie ma żadnych niepożądanych interakcji z suplementacją witaminy C.

Równowaga masy ciała i żylaków: kluczowa równowaga

Jako dietetyk zajmujący się badaniem i stosowaniem holistycznych strategii wellness, wielokrotnie obserwowałam, jak kontrola wagi bezpośrednio wpływa na leczenie i objawy żylaków. W tym rozdziale zapraszam Cię nie tylko do zbadania naukowych powiązań między nadwagą a żylakami, ale także tego, jak praktyczne zmiany w codziennym życiu mogą znacznie poprawić zdrowie żył.

Pomyśl o żyłach w nogach jak o drogach, które pod dodatkowym ciśnieniem stają się podatne na przeszkody i uszkodzenia. Nadwaga i otyłość, które dotykają 64% niektórych populacji, wywierają znaczny nacisk na te "autostrady", nasilając objawy żylaków i zwiększając ryzyko poważnych powikłań, takich jak owrzodzenia żylne. Ale jak to dokładnie się dzieje?

Nadwaga nie tylko fizycznie obciąża żyły, ale także powoduje zmiany metaboliczne i zapalne. Na przykład otyłość zwiększa ciśnienie w jamie brzusznej, co utrudnia powrót żylny, co jest niezbędne dla zdrowego przepływu krwi. Ponadto nadmiar tkanki tłuszczowej wydziela substancje, które promują przewlekły stan zapalny, co dodatkowo komplikuje zdrowie żył.

Innowacje w leczeniu żylaków dla różnych wskaźników masy ciała

Terapia żylna Thermal Endo (ETA), nowoczesna i skuteczna technika, okazała się szczególnie skuteczna, zamykając prawie 100% leczonych żył tułowia, niezależnie od tego, czy pacjent ma wysokie, czy prawidłowe BMI. Pomimo wysokiej skuteczności, obserwacja po leczeniu pokazuje, że powikłania, choć rzadkie, zwykle występują częściej u osób z wyższym BMI, co podkreśla potrzebę starannego monitorowania i spersonalizowanych korekt w leczeniu przeciwzakrzepowym i bólu po zabiegu.

Praktyczne strategie na rzecz zdrowej wagi

Zmniejszenie i utrzymanie zdrowej masy ciała nie tylko poprawia profil żylny, ale także zwiększa skuteczność leczenia, takiego jak ETA. Połączenie zbilansowanej, bogatej w składniki odżywcze, niskoprzetworzonej diety z regularnym schematem ćwiczeń, który wspomaga krążenie, może zmienić zarządzanie żylakami. Konsultacja z dietetykiem może zapewnić Ci spersonalizowany plan, który odpowiada Twoim konkretnym potrzebom i celom.

Zastanów się, jak każdy codzienny wybór wpływa na zdrowie naczyń krwionośnych. Czy jesteś gotowy do podjęcia proaktywnych kroków w celu złagodzenia objawów i poprawy jakości życia? Wdrożenie tych zaleceń przyniesie korzyści nie tylko w krótkim okresie, ale także pomoże uniknąć przyszłych powikłań związanych z żylakami.

Praktyczne wskazówki

Włączenie umiarkowanej aktywności fizycznej:

Zintegruj codzienne spacery trwające co najmniej 30 minut, aby poprawić krążenie i zmniejszyć ciśnienie w żyłach nóg. Stopniowo zwiększaj czas trwania i intensywność w zależności od swoich możliwości.

Ćwiczenia na podnoszenie nóg:

Wykonuj ćwiczenia podnoszenia nóg dwa razy dziennie, aby ułatwić powrót żylny. Mogą one obejmować leżenie i podnoszenie nóg przy ścianie przez 5 do 10 minut.

Utrzymanie odpowiedniego nawodnienia:

Pij od 1,5 do 2 litrów wody dziennie, aby utrzymać dobre krążenie i zmniejszyć wzdęcia.

Jak nadwaga wpływa na żylaki?

Nadwaga zwiększa ciśnienie w żyłach w nogach, co może osłabić zastawki żylne i zaostrzyć żylaki.

Jaki rodzaj ćwiczeń jest zalecany dla osoby z żylakami?

Preferuj ćwiczenia o niskim wpływie, takie jak pływanie, chodzenie lub jazda na rowerze, i unikaj czynności wymagających
skakania lub biegania po twardych powierzchniach.

Wskazówki dotyczące nadzoru medycznego

Wstępna konsultacja z pracownikiem służby zdrowia: Przed
modyfikacją diety lub rozpoczęciem nowego schematu
ćwiczeń skonsultuj się z lekarzem, aby upewnić się, że
wybrane aktywności są dla Ciebie bezpieczne.

Regularne monitorowanie postępów: Zaplanuj regularne
wizyty kontrolne, aby ocenić postępy i wprowadzić niezbędne
poprawki do planu leczenia żylaków.

Ocena wartości odżywczej przez specjalistę: Rozważ skonsultowanie się z dietetykiem w celu opracowania planu
posiłków, który wspiera zdrowie naczyń krwionośnych, dosto-
sowanego do Twoich konkretnych potrzeb żywieniowych.

Ten rozdział jest zaproszeniem do spojrzenia poza konwencjonalne leczenie żylaków, zagłębiając się w to, w jaki sposób
kompleksowe podejście, w tym kontrola wagi, może znacznie
poprawić wyniki leczenia i ogólne samopoczucie. Twoja po-
dróż do wyzdrowienia i utrzymania żylaków jest głęboko
związana z Twoim stylem życia, a każdy krok, który podejmujesz w kierunku zdrowej wagi, jest krokiem w kierunku
zdrowszych żył.

Aktywność fizyczna i odżywianie w leczeniu żylaków

W naszej drodze do zdrowszego życia, szczególnie dla osób borykających się z wyzwaniami, takimi jak żylaki, równowaga między odpowiednią aktywnością fizyczną a optymalnym odżywianiem ma kluczowe znaczenie. W rozdziale tym skupiono się na tym, w jaki sposób aktywność fizyczna w połączeniu z kompresjoterapią odgrywa kluczową rolę w leczeniu i profilaktyce żylaków i ich powikłań, takich jak owrzodzenia żylne.

Wyobraź sobie swoje żyły jako rzeki, które potrzebują stałego przepływu, aby pozostać czyste i funkcjonalne. Kiedy prowadzimy siedzący tryb życia, to tak, jakby te rzeki popadały w stagnację, co może pogorszyć stany, takie jak żylaki. W tym miejscu w grę wchodzi aktywność fizyczna. Wykonywanie ćwiczeń o niewielkim wpływie, takich jak chodzenie lub pływanie, może znacznie poprawić krążenie krwi, co ma kluczowe znaczenie dla zapobiegania zastojom krwi w żyłach. Ale jak to dokładnie działa?

Aktywność fizyczna pobudza krążenie w kończynach dolnych, poprawiając dotlenienie i transport składników odżywczych do dotkniętych obszarów, co przyspiesza gojenie się owrzodzeń.

Regularne ćwiczenia mogą złagodzić ogólnoustrojową reakcję zapalną związaną z żylakami i owrzodzeniami żylnymi.

Poprawa metabolizmu tlenku azotu (NO): Ćwiczenia zwiększają produkcję NO, niezbędnego dla rozszerzenia naczyń krwionośnych i zdrowia naczyń krwionośnych.

 Zalecenia oparte na przeglądzie efektywności aktywności fizycznej

Dzięki rygorystycznej analizie badań stwierdziłem, że aktywność fizyczna, zwłaszcza w połączeniu z kompresjoterapią, może znacznie poprawić gojenie się owrzodzeń żylnych i zapobiec ich nawrotom. Ćwiczenia powinny być tanie, łatwe do wykonania i dostosowane do możliwości każdego.

 Praktyczna realizacja aktywności fizycznej

1. Wieloskładnikowe programy ćwiczeń:

 Połącz trening oporowy z ćwiczeniami mobilności stóp i kostek. Interwencje te powinny być monitorowane w celu zapewnienia prawidłowego wykonania i poprawy wyników klinicznych.

2. Nadzór i wsparcie:

Wdrażaj zdalne monitorowanie lub wirtualne szkolenie,
szczególnie przydatne w sytuacjach takich jak pandemia
COVID-19, aby utrzymać przestrzeganie programów ćwiczeń.

3. Ciągła ocena:

Monitorowanie wpływu aktywności fizycznej na gojenie się
owrzodzeń oraz ocena jakości życia, poziomu bólu i związanych z nim kosztów ekonomicznych.

Praktyczne wskazówki

Ustal regularną rutynę ćwiczeń:

Zacznij od czynności o niskim wpływie, takich jak chodzenie
lub pływanie, i stopniowo zwiększaj czas trwania i częstotliwość ćwiczeń. Rozważ włączenie cykli ćwiczeń stóp i kostek,
aby poprawić powrót żylny.

Zintegrowane sesje rozciągania:

Włącz ćwiczenia rozciągające do swojego programu ćwiczeń.
Może to pomóc poprawić elastyczność i krążenie,
zmniejszając ciśnienie w żyłach.

Noszenie pończoch uciskowych podczas ćwiczeń:

Noś pończochy uciskowe podczas i po ćwiczeniach, aby poprawić podparcie żył i zmniejszyć ryzyko obrzęku.

Jakie ćwiczenia są najskuteczniejsze w przypadku żylaków?

Ćwiczenia o niskim wpływie, takie jak chodzenie, pływanie i jazda na rowerze, są najbardziej zalecane, aby poprawić krążenie bez wywierania zbyt dużego nacisku na żyły.

W jaki sposób kompresjoterapia łączy się z ćwiczeniami?

Kompresjoterapia pomaga poprawić przepływ krwi i zmniejsza obrzęki, a ćwiczenia sprzyjają zdrowemu krążeniu krwi i mogą zapobiegać postępowi żylaków.

Regularne konsultacje z profesjonalistami:

Zaplanuj regularne wizyty u lekarza, aby monitorować postęp żylaków i w razie potrzeby dostosować leczenie. Ma to kluczowe znaczenie zwłaszcza po rozpoczęciu nowego schematu ćwiczeń.

Ocena adekwatności pończoch uciskowych:

Upewnij się, że pończochy uciskowe mają odpowiedni rozmiar i ucisk. Specjalista może pomóc w wyborze najbardziej odpowiedniego typu dla Twojego stanu.

Monitorowanie reakcji na ćwiczenie:

Obserwuj, jak Twoje ciało reaguje na ćwiczenia i zgłaszaj lekarzowi wszelkie nowe objawy lub nasilone objawy.

Wniosek: krok naprzód w leczeniu żylaków

Chociaż szczegóły optymalnej aktywności fizycznej nie zostały jeszcze ustalone, włączenie umiarkowanych ćwiczeń jako uzupełnienie terapii uciskowej może przynieść dodatkowe korzyści w leczeniu żylaków i owrzodzeń żylnych. Rozdział ten nie tylko podkreśla znaczenie kompleksowej strategii, która łączy oba zabiegi, ale także zachęca do personalizacji i dostosowania tych zaleceń do indywidualnych potrzeb każdego pacjenta, gwarantując w ten sposób maksymalną skuteczność i bezpieczeństwo ich stosowania.

Rozważając te informacje, zastanów się, w jaki sposób możesz zastosować te wskazówki w swoim codziennym życiu. Jakie kroki możesz podjąć już dziś, aby pobudzić krążenie i wzmocnić żyły? To holistyczne podejście nie tylko poprawia stan żył, ale także poprawia ogólne samopoczucie, pozwalając cieszyć się bardziej aktywnym i zdrowym życiem.

Joga i jej wpływ na leczenie żylaków

Czy kiedykolwiek zastanawiałeś się, że starożytna praktyka, taka jak joga, może być skuteczna nie tylko dla ogólnego samopoczucia psychicznego i fizycznego, ale także w walce z żylakami? W tym rozdziale omówiono wyniki przełomowego badania nad wpływem jogi na żylaki, wyjaśniając, w jaki sposób można ją włączyć do codziennej rutyny, aby znacznie poprawić zdrowie naczyń krwionośnych.

W badaniu, o którym mowa, kompleksowo przyjrzano się wpływowi jogi na osoby z żylakami, skupiając się na kilku kluczowych aspektach:

1. Zmniejszone markery stanu zapalnego: Uczestnicy, którzy ćwiczyli jogę, wykazali znaczny spadek poziomu białka C-reaktywnego o wysokiej czułości (hs-CRP) i homocysteiny (HCy), kluczowych wskaźników stanu zapalnego w organizmie.

2. Poprawa parametrów fizycznych i sercowo-naczyniowych: Warto zauważyć, że grupa jogi doświadczyła zmniejszenia masy ciała, wskaźnika masy ciała (BMI), ciśnienia krwi i tętna, co sugeruje pozytywny wpływ tej praktyki na układ sercowo-naczyniowy.

3. Wpływ na mikrokrążenie: Interwencja z jogą poprawiła
funkcję mięśni łydek i powrotu żylnego, niezbędnych ele-
mentów do zwalczania zastoju żylnego, który często to-
warzyszy żylakom.

Zalecenia oparte na badaniach

Przyjęcie schematów jogi: Włączenie jogi do leczenia żylaków
może znacznie poprawić krążenie i zmniejszyć markery stanu
zapalnego. Regularne sesje, dostosowane do każdego pacjenta,
mogą mieć znaczący wpływ na zdrowie naczyń krwionośnych.

Ciągłe monitorowanie parametrów sercowo-naczyniowych:
Zaleca się ścisłe monitorowanie ciśnienia krwi i tętna, aby
ocenić odpowiedź na leczenie i dostosować praktykę jogi w razie potrzeby.

Regularna ocena funkcji śródbłonka: Kluczowe znaczenie ma
regularne badanie markerów stanu zapalnego, które może
dostarczyć informacji na temat ewolucji i leczenia żylaków.

Mechanizmy biologiczne leżące u podstaw korzyści
płynących z jogi

Funkcja mięśni łydek i powrót żylny: Joga wzmacnia funkcję mięśni łydek, ułatwiając powrót żylny i zmniejszając prawdopodobieństwo powstawania żylaków.

Zmniejszone ogólnoustrojowe zapalenie : Techniki relaksacyjne i pozycje jogi pomagają złagodzić stres i stany zapalne, pozytywnie wpływając na żyły i ogólny stan naczyń krwionośnych.

Poprawa mikrokrążenia: Praktyki jogi sprzyjają lepszemu krążeniu krwi, co ma kluczowe znaczenie dla radzenia sobie z żylakami i zmniejszania objawów, takich jak ból i obrzęk.

Praktyczne zastosowanie i specyficzny kontekst

Personalizacja leczenia: Niezbędne jest dostosowanie sesji jogi do możliwości i ograniczeń każdej osoby, zapewniając, że każdy może bezpiecznie i skutecznie w nich uczestniczyć.

Ciągła edukacja i wsparcie: Zapewnienie pacjentom bieżących informacji i wsparcia jest kluczem do pokonania barier fizycznych i psychicznych, takich jak strach przed bólem lub troska o bezpieczeństwo.

Wniosek: joga, cenne uzupełnienie leczenia żylaków

Włączenie jogi do zintegrowanego podejścia do leczenia żylaków jest nie tylko korzystne dla zdrowia fizycznego, ale także poprawia jakość życia poprzez zmniejszenie bólu i stanów zapalnych. Ten rozdział przeprowadził Cię przez potencjał jogi w przekształcaniu zarządzania żylakami, podkreślając znaczenie spersonalizowanego, dobrze nadzorowanego podejścia.

Czy jesteś gotowy, aby zrobić kolejny krok i sprawdzić, jak joga może pomóc Ci lepiej żyć z żylakami? Potraktuj tę praktykę nie tylko jako ćwiczenie, ale jako istotną część swojej podróży do optymalnego zdrowia naczyń krwionośnych.

Praktyczne wskazówki

1. Pozycje jogi korzystne na żylaki:

Zintegruj pozycje takie jak "noga oparta o ścianę" (Viparita Karani) i "pozycja mostka" (Setu Bandhasana) ze swoją codzienną praktyką.

Te pozy pomagają poprawić krążenie krwi w nogach, zmniejszając ciśnienie żylne i zmniejszając obrzęk.

2. Częstotliwość i czas trwania:

Ćwicz jogę co najmniej trzy razy w tygodniu przez 30 do 45 minut na sesję.

Regularna praktyka poprawia elastyczność, wzmacnia mięśnie łydek i sprzyja efektywnemu powrotowi żylnemu.

3. Połącz jogę ze środkami dbania o siebie:

Noś pończochy uciskowe w ciągu dnia i wykonuj delikatne rozciąganie co kilka godzin.

Pomaga to utrzymać dobre krążenie i zapobiega powstawaniu nowych żylaków.

Czy joga naprawdę może pomóc w poprawie żylaków?

Tak, joga może być korzystna dla osób z żylakami. Pozycje jogi i techniki oddechowe poprawiają krążenie krwi, zmniejszają stany zapalne i wzmacniają mięśnie łydek, co ułatwia powrót żylny i zmniejsza objawy żylaków.

Jakie są najlepsze pozycje jogi na żylaki?

Niektóre z najskuteczniejszych póz to "noga oparta o ścianę" (Viparita Karani), "pozycja mostu" (Setu Bandhasana) i "pozycja psa stojącego przodem do dołu" (Adho Mukha Svanasana). Te pozy pomagają poprawić krążenie i zmniejszyć ciśnienie w żyłach w nogach.

Czy praktykowanie jogi jest bezpieczne, jeśli mam już zaawansowane żylaki?

Tak, ale ważne jest, aby robić to pod nadzorem wykwalifikowanego instruktora jogi i najlepiej za zgodą lekarza.

Dostosowanie pozycji i unikanie tych, które wywierają zbyt duży nacisk na żyły, ma kluczowe znaczenie dla uniknięcia powikłań.

Wskazówki dotyczące nadzoru medycznego

1. Wstępna konsultacja:

Przed rozpoczęciem jakiegokolwiek programu jogi skonsultuj się z lekarzem, aby ocenić stan żył i otrzymać konkretne zalecenia.

Gwarantuje to, że wybrane pozycje jogi są bezpieczne i odpowiednie do Twojej sytuacji.

2. Regularne monitorowanie:

Zaplanuj regularne wizyty kontrolne u lekarza, aby monitorować swoje postępy i w razie potrzeby dostosować plan jogi.

Ciągłe monitorowanie pomaga identyfikować ulepszenia i dostosowywać intensywność lub częstotliwość praktyki, aby zmaksymalizować korzyści bez ryzyka.

3. Współpraca z instruktorami jogi:

Poinformuj swojego instruktora jogi o swoim stanie żylaków, aby mógł dostosować pozy i zaoferować bezpieczne modyfikacje.

Doświadczony instruktor może zapewnić Ci spersonalizowaną praktykę, która szanuje Twoje ograniczenia i sprzyja Twojemu dobremu samopoczuciu.

 Konkluzja

Joga jest nie tylko korzystną praktyką dla umysłu i ciała, ale może być również potężnym narzędziem w radzeniu sobie z żylakami. Włączenie jogi do codziennej rutyny, pod odpowiednim nadzorem, może znacznie poprawić zdrowie naczyń krwionośnych, zmniejszyć stan zapalny i złagodzić objawy związane z żylakami. Czy jesteś gotowy, aby dowiedzieć się, jak joga może zmienić zarządzanie żylakami i poprawić jakość życia?

Strategie poprawy zdrowia żył w miejscu pracy

Wyobraź sobie typowy dzień w swoim miejscu pracy, ile godzin spędzasz siedząc lub stojąc w ustalonej pozycji? Czy wiesz, że ta prosta rutyna może znacząco wpłynąć na zdrowie Twoich żył? W tym rozdziale przyjrzymy się, w jaki sposób niewielkie zmiany w nawykach zawodowych mogą mieć głęboki wpływ na zapobieganie żylakom i ich leczenie, schorzeniu, które dotyka miliony ludzi każdego roku.

Ostatnie badania wykazały, że częstość występowania owrzodzeń żylnych w zaawansowanych stadiach jest wyższa u osób, które pozostają w pozycji stojącej dłużej niż cztery godziny. Dane te są kluczowe, ponieważ podkreślają, w jaki sposób rutyna pracy może przyczynić się do rozwoju poważnych problemów żylnych.

Kiedy pozostajemy w statycznej pozycji, czy to stojącej, czy siedzącej, negatywnie wpływa to na krążenie krwi w naszych nogach. Dzieje się tak, ponieważ długotrwała bezczynność uniemożliwia działanie "pompy mięśniowej" w naszych łydkach, która jest niezbędna do wypychania krwi z powrotem do serca. Bez tego działania pompującego krew może gromadzić się w żyłach, zwiększając ciśnienie żylne i z czasem przyczyniając się do rozwoju żylaków.

Praktyczne adaptacje w środowisku pracy

1. Naprzemiennie w pozycji stojącej i siedzącej:

Wprowadź regularne interwały, w których przełączasz się z siedzenia na stanie. Jeśli Twoja praca wymaga długiego czasu w jednej pozycji, rób krótkie przerwy na spacer lub lekkie rozciąganie.

Ten nawyk nie tylko zmniejsza ciśnienie w żyłach w nogach, ale także sprzyja lepszemu krążeniu krwi.

2. Przeprojektowanie środowiska pracy:

Strategia: Dostosuj miejsca pracy, aby ułatwić mobilność. Na przykład ustawienie obszarów, w których pracownicy mogą wykonywać proste ćwiczenia rozciągające lub chodzić przez kilka minut.

Modyfikacje te mogą mieć znaczący wpływ na zdrowie żył wszystkich osób w środowisku pracy.

Ocena kliniczna i skierowanie do specjalistów

W przypadku wykrycia objawów przewlekłej niewydolności żylnej niezbędna jest szybka ocena przez specjalistę. Testy

diagnostyczne mogą obejmować zarówno metody nieinwazyjne, takie jak USG Dopplera, jak i bardziej złożone techniki. Jednak ze względu na komfort i bezpieczeństwo
pacjentów preferowane są badania nieinwazyjne.

Profilaktyka i bieżąca opieka

W sektorach, w których dni stojące są normą, takich jak han-
del i służba zdrowia, niezbędne jest wdrożenie środków zapo-
biegawczych. Może to obejmować:

Noszenie pończoch uciskowych: Pomagają poprawić krążenie
i zapobiegają gromadzeniu się krwi w żyłach.

Aktywności o niskim wpływie: Programy spacerowe lub lekkie ćwiczenia podczas przerw mogą być znacznie korzystne.

Praktyczne wskazówki

Zastosuj ergonomiczną stację roboczą: Upewnij się, że Twoje
miejsce pracy pozwala na zmianę pozycji siedzącej i stojącej.
Zastanów się nad inwestycją w regulowane biurka, które ułat-
wiają tę zmianę.

Ustaw przypomnienia o ruchu: Używaj alarmów lub aplikacji,
które przypominają o robieniu regularnych przerw na

rozciąganie lub chodzenie, co może pomóc poprawić krążenie i zmniejszyć ciśnienie żylne.

Dostosuj swoją rutynę rozciągania: Uwzględnij konkretne ćwiczenia, które możesz wykonywać w pracy, aby poprawić krążenie, takie jak obracanie kostek, zginanie mięśni łydek i rozciąganie nóg.

Jak długo powinienem stać, aby uniknąć problemów z żylakami, jeśli moja praca polega głównie na siedzącym trybie życia?

Najlepiej starać się wstawać co najmniej 5 minut co godzinę, aby zmniejszyć ryzyko żylaków i innych problemów z krążeniem.

Jakie pończochy uciskowe są zalecane dla kogoś, kto cały dzień jest na nogach?

Szukaj dobrze dopasowanych pończoch uciskowych, które mają poziom kompresji zalecany przez lekarza, zwykle od 20 do 30 mmHg w sytuacjach roboczych.

Wskazówki dotyczące nadzoru medycznego

Regularne konsultacje ze specjalistą: Jeśli jesteś zagrożony rozwojem żylaków lub już je masz, ważne jest, aby regularnie odwiedzać specjalistę naczyniowego, który może monitorować postępy i dostosowywać plan leczenia w razie potrzeby.

Profesjonalna ocena pończoch uciskowych: Upewnij się, że pracownik służby zdrowia pomoże Ci wybrać i dostosować pończochy uciskowe, aby upewnić się, że zapewniają odpowiednie wsparcie bez uszczerbku dla krążenia.

Monitorowanie objawów: Zgłaszaj lekarzowi wszelkie nowe objawy lub nasilone objawy, takie jak zwiększony obrzęk, zmiany koloru skóry lub ból nóg.

Wniosek: działanie w naszych rękach

Każdy krok, który podejmujesz, każda zmiana, którą wprowadzasz w swojej rutynie pracy, nie tylko poprawia zdrowie żylne, ale także poprawia ogólną jakość życia. Czy jesteś gotowy, aby przekształcić swoje środowisko pracy i zadbać o swoje żyły z takim samym zaangażowaniem, z jakim dbasz o swoją pracę?

W tym rozdziale znajdziesz praktyczne narzędzia i niezbędną wiedzę, dzięki którym będziesz mógł podejmować świadome decyzje dotyczące tego, jak najlepiej radzić sobie z żylakami w kontekście pracy. Pamiętaj, że każde małe działanie liczy się na Twojej drodze do optymalnego zdrowia żylnego.

Moc ruszczyka kolczastego w leczeniu żylaków

W świecie, w którym natura oferuje lekarstwa na wszystkie nasze dolegliwości, mało znana, ale potężna roślina wyróżnia się zdolnością do łagodzenia objawów żylaków: ruszczyk kolczasty, powszechnie znany jako "miotła rzeźnicza". W tym rozdziale przyjrzymy się, w jaki sposób roślina ta może zmienić Twoje podejście do radzenia sobie z żylakami, opierając się na solidnych podstawach naukowych, aby zapewnić skuteczność i bezpieczeństwo.

Wyobraź sobie mały wieloletni krzew, wytrzymały i pełen tajemnic. Pochodzący z Europy ruszczyk kolczasty to coś więcej niż tylko roślina: to arsenał składników bioaktywnych, w tym saponiny, takie jak ruskogenina i neoruskogenina, flawonoidy, sterole i triterpeny. Związki te to nie tylko skomplikowane nazwy; Są kluczem do rewitalizacji zmęczonych i przeciążonych żył.

 Korzyści z mikrokrążenia

1. Aktywność venotoniczna:

 Co to oznacza? Ruszczyk kolczasty poprawia napięcie żylne. Działa poprzez stymulację uwalniania noradrenaliny, neuroprzekaźnika, który aktywuje receptory adrenergiczne w ścianach żył, powodując ich zaciśnięcie i zmniejszenie średnicy, co pomaga napędzać krew do serca.

Korzyść praktyczna: Poprawiając napięcie żylne, zmniejsza się uczucie ciężkości nóg i zapobiega się postępowi żylaków.

2. Ochrona śródbłonka:

Jak to działa? Roślina wykazuje silne działanie przeciwutleniające i przeciwzapalne, chroniąc komórki wyściełające wnętrze żył. Ma to kluczowe znaczenie dla zapobiegania uszkodzeniom naczyń krwionośnych i utrzymania zdrowego krążenia krwi.

Zastosowanie kliniczne i bezpieczeństwo

Udowodniona skuteczność: Wykazano, że ruszczyk kolczasty jest skuteczny w leczeniu choroby żył obwodowych (PVD) i hemoroidów. Badania wykazują znaczne zmniejszenie średnicy dotkniętych chorobą żył, co łagodzi objawy i poprawia jakość życia pacjentów.

Działania niepożądane: Chociaż jest dobrze tolerowany, ważne jest, aby zdawać sobie sprawę z możliwych działań niepożądanych. W jednym przypadku zgłoszono cukrzycową kwasicę ketonową, podkreślając potrzebę nadzoru medycznego przy włączaniu tego suplementu do schematu.

Działania niepożądane i bezpieczeństwo:

Wymienione działania niepożądane są łagodne, takie jak zaparcia lub nudności. Jednak pojedynczy przypadek zgłoszonej
cukrzycowej kwasicy ketonowej wymaga ostrożności i nadzoru lekarskiego, szczególnie u pacjentów z czynnikami
ryzyka lub wcześniej istniejącymi schorzeniami. Podkreśla to
znaczenie nadzoru medycznego przy rozważaniu suplementacji ruszczykiem kolczastym.

Zalecenia dotyczące bezpiecznego i skutecznego stosowania

Dawkowanie i sposób podawania: Zazwyczaj zalecane
dawkowanie jest różne, ale badania sugerują, że dawki 100-
150 mg na dobę są skuteczne. Ważne jest, aby postępować
zgodnie z instrukcjami dawkowania i skonsultować się z lekarzem przed rozpoczęciem jakiejkolwiek nowej suplementacji,
zwłaszcza w celu dostosowania dawki w oparciu o indywidu-
alną odpowiedź i zapobiegania interakcjom lub skutkom ubo-
cznym.

Monitorowanie i nadzór medyczny: Biorąc pod uwagę potencjalne skutki uboczne i interakcje z innymi schorzeniami,
niezbędne jest monitorowanie przez pracownika służby
zdrowia. Dzięki temu daje pewność, że zabieg jest nie tylko
skuteczny, ale również bezpieczny dla pacjenta.

Praktyczne wskazówki

Regularne stosowanie ekstraktów: Rozważ włączenie suplementów Ruscus aculeatus do swojej codziennej rutyny. Zalecana dawka to zwykle 100-150 mg na dobę, w zależności od stężenia ekstraktów i zaleceń lekarskich.

Zastosowania miejscowe: Poznaj produkty do stosowania miejscowego zawierające ruszczyk kolczasty, takie jak żele lub kremy, które można nakładać bezpośrednio na dotknięte obszary w celu złagodzenia objawów, takich jak uczucie ciężkości i obrzęk.

Połączenie z innymi zabiegami: Stosuj ruszczyk kolczasty w połączeniu z innymi zabiegami, takimi jak pończochy uciskowe i dostosowania diety, aby zmaksymalizować korzyści w leczeniu żylaków.

Czy ruszczyk kolczasty jest odpowiedni dla wszystkich pacjentów z żylakami?

Chociaż jest korzystny dla wielu, jego stosowanie powinno być oceniane indywidualnie, zwłaszcza u osób z wcześniej istniejącymi schorzeniami. Zawsze skonsultuj się z profesjonalistą przed rozpoczęciem jakiegokolwiek nowego suplementu.

Jak długo powinien upłynąć, aby ruszczyk kolczasty zauważył poprawę?

Korzyści można zazwyczaj zauważyć po kilku tygodniach ciągłego stosowania. Jednak wyniki mogą się różnić w zależności od osoby i nasilenia objawów.

Wskazówki dotyczące nadzoru medycznego

Wstępna ocena i obserwacja: Przed rozpoczęciem leczenia ruszczykiem kolczastym ważne jest, aby przeprowadzić ocenę medyczną w celu określenia przydatności tego suplementu w konkretnym przypadku. Regularna obserwacja pomoże dostosować dawkę oraz monitorować skuteczność i bezpieczeństwo leczenia.

Monitorowanie interakcji i skutków ubocznych: Ponieważ ruszczyk kolczasty może wchodzić w interakcje z innymi lekami i suplementami, nadzór medyczny ma kluczowe znaczenie dla zapobiegania niepożądanym interakcjom i wczesnego rozpoznawania wszelkich skutków ubocznych.

Wniosek: zielony sprzymierzeniec dla twoich żył

Ruszczyk kolczasty to nie tylko suplement; Jest to obietnica natury dla lepszego zdrowia żył. Włączając tę roślinę do swojej strategii leczenia żylaków, w połączeniu z regularnymi ćwiczeniami i zbilansowaną dietą, możesz osiągnąć znaczną kontrolę nad objawami i poprawić jakość życia. W tym rozdziale omówiono nie tylko, w jaki sposób instalacja działa na Twoją korzyść, ale także jak możesz ją bezpiecznie i skutecznie wdrożyć.

Głóg (Crataegus spp.) i jego rola w leczeniu żylaków

Wyobraź sobie roślinę, która nie tylko upiększa krajobraz delikatnymi kwiatami i czerwonymi owocami, ale także kryje w sobie moc ochrony i rewitalizacji Twoich żył. Głóg lub głóg jest tym cichym strażnikiem, nieoczekiwanym sprzymierzeńcem w walce z żylakami. W tym rozdziale dowiemy się, w jaki sposób ta starożytna roślina może pomóc Ci poprawić mikrokrążenie i chronić żyły.

Głóg pochodzący z umiarkowanych regionów Europy jest czczony od pokoleń ze względu na swoje właściwości kardiodoniczne. Jednak jego korzyści wykraczają poza serce, rozciągając się na maleńkie żyły, które są częścią ogromnej rzeki krążącej naszego ciała.

Zawiera triterpeny i kwasy fenolowe, które wzmacniają jego działanie ochronne i naprawcze.

Korzyści dla mikrokrążenia

1. Szkło relaksacyjne:

 Co to oznacza? Głóg wspomaga wydzielanie tlenku azotu, kluczowej cząsteczki, która pomaga rozluźnić mięśnie gładkie w żyłach. Ułatwia to swobodniejszy przepływ krwi i zmniejsza ciśnienie, które może powodować żylaki.

2. Ochrona śródbłonka:

 W jaki sposób chroni żyły? Roślina wzmacnia wewnętrzną barierę żył (śródbłonek), hamując procesy, które mogą ją uszkodzić i aktywując mechanizmy, które ją stabilizują. Jest to niezbędne do zapobiegania żylakom, ponieważ zdrowy śródbłonek zapobiega gromadzeniu się krwi i tworzeniu żylaków.

 Zastosowanie kliniczne i środki ostrożności

Zastosowania terapeutyczne: Głóg okazał się obiecujący w leczeniu niedokrwienia i zapobieganiu arytmii. Jego zdolność do ochrony przed uszkodzeniem reperfuzyjnym/niedokrwiennym sprawia, że jest idealnym kandydatem do bardziej dogłębnych badań w kontekście chorób żylnych.

Działania niepożądane:

 Chociaż jest to bezpieczne, zgłaszano pewne działania niepożądane, takie jak zawroty głowy i dyskomfort żołądkowo-jelitowy. Ważne jest, aby skonsultować się z lekarzem przed rozpoczęciem przyjmowania jakiegokolwiek suplementu, zwłaszcza w czasie ciąży lub karmienia piersią.

Głóg lub głóg został przebadany pod kątem jego zdolności do poprawy zdrowia układu krążenia i może przynieść korzyści osobom z żylakami ze względu na jego wpływ na mikrokrążenie. Związki te pomagają rozszerzać obwodowe i wieńcowe naczynia krwionośne, co poprawia przepływ krwi do serca i może być pomocne w łagodzeniu powiązanych schorzeń, takich jak ból w klatce piersiowej lub dławica piersiowa.

Ponadto głóg wspomaga wydzielanie tlenku azotu, naturalnego środka rozszerzającego naczynia krwionośne, który rozluźnia naczynia krwionośne i poprawia ogólne krążenie, co może być szczególnie korzystne dla chorego mikrokrążenia w przypadku żylaków.

Jeśli zastanawiasz się nad włączeniem głogu do swojego codziennego schematu, zaleca się, aby robić to pod nadzorem lekarza, zwłaszcza jeśli jesteś w ciąży, karmisz piersią lub przyjmujesz leki na choroby serca, ponieważ może on wchodzić w interakcje z tymi metodami leczenia.

To naturalne podejście, w połączeniu z aktywnym trybem życia i zdrowym odżywianiem, może być cenną częścią Twojej strategii radzenia sobie z żylakami i poprawy samopoczucia sercowo-naczyniowego.

Praktyczne wskazówki

Codzienny dodatek: Rozważ włączenie głogu do swojej codziennej diety poprzez kapsułki lub herbaty. Upewnij się, że używasz standaryzowanych ekstraktów, aby uzyskać najlepsze rezultaty.

Kombinacja zabiegów: Używaj głogu w połączeniu z innymi terapiami na żylaki, takimi jak pończochy uciskowe i ćwiczenia, aby zmaksymalizować korzystne efekty.

Jak długo trzeba czekać, aby zobaczyć efekty głogu?

Korzyści płynące z głogu mogą pojawić się po kilku tygodniach. Wytrwałość jest kluczowa, a efekty mogą się różnić w zależności od osoby.

Czy są jakieś interakcje z głogiem?

Tak, głóg może wchodzić w interakcje z lekami na serce i ciśnienie krwi. Zawsze skonsultuj się z lekarzem przed rozpoczęciem przyjmowania, zwłaszcza jeśli jesteś już w trakcie leczenia.

Wskazówki dotyczące nadzoru medycznego

Regularne konsultacje: Przed rozpoczęciem leczenia głogiem skonsultuj się z lekarzem. Bardzo ważne jest odpowiednie dostosowanie dawki i monitorowanie odpowiedzi na leczenie.

Monitorowanie skutków ubocznych: Chociaż głóg jest bezpieczny, ważne jest, aby uważać na skutki uboczne, takie jak zawroty głowy lub dyskomfort żołądkowo-jelitowy. Wszelkie objawy niepożądane należy zgłaszać lekarzowi.

Wniosek: Poza pięknem

Głóg to nie tylko piękna roślina; To świadectwo tego, jak bardzo natura daje nam potężne narzędzia do kompleksowego dbania o nasze zdrowie. Włączając głóg do swojego życia, nie tylko decydujesz się na leczenie żylaków, ale także podejmujesz świadomą decyzję o ochronie i poprawie układu krążenia.

Żeń-szeń: starożytny sprzymierzeniec nowoczesnego zdrowia żylnego

Wyobraź sobie przez chwilę korzeń, który nie tylko był ceniony przez tysiąclecia w tradycyjnej medycynie azjatyckiej, ale także posiada moc rewitalizacji twoich żył od wewnątrz. Mówimy o żeń-szeniu, roślinie, której korzenie kryją w sobie coś więcej niż proste mity: kryją naturalną aptekę, która może znacznie poprawić krążenie żylne.

Odkrywanie żeń-szenia

Czczony w medycynie wschodniej ze względu na swoją zdolność do równoważenia ciała i umysłu, żeń-szeń zawiera szereg związków bioaktywnych zwanych ginsenozydami. Związki te są odpowiedzialne za wiele korzyści zdrowotnych żeń-szenia, a ich badanie zafascynowało zarówno lekarzy, jak i naukowców.

Składniki bioaktywne i ich działanie

Ginsenozydy (Rb1, Rg1, Rg3, Re, Rd): Te saponiny odgrywają kluczową rolę w promowaniu zdrowia układu sercowo-

naczyniowego i żylnego. Działają na układ naczyniowy w
sposób, który może zmienić stan zdrowia osób cierpiących na
żylaki.

Alkaloidy i kwasy fenolowe: Uzupełniają działanie ginsenozy-
dów, zapewniając ochronę przeciwutleniającą i przeciwzapalną.

Korzyści dla mikrokrążenia

1. Rozszerzenie naczyń krwionośnych:

 Jak to działa? Ginsenozydy stymulują produkcję tlenku azotu
w śródbłonku, wewnętrznej warstwie żył. Powoduje to rozluźnienie mięśni gładkich naczyń krwionośnych, co pozwala
na rozszerzenie żył i ułatwia lepszy przepływ krwi. Czy
możesz sobie wyobrazić, że ułatwiasz przepływ krwi w
żyłach, jak usuwanie korka na ruchliwej drodze?

2. Ochrona śródbłonka:

 Co to oznacza? Oprócz poprawy krążenia, żeń-szeń chroni
ściany żył przed uszkodzeniem reperfuzji/niedokrwienia (I/R),
które ma miejsce, gdy przepływ krwi zostaje przywrócony do
obszaru wcześniej pozbawionego tlenu. Ten rodzaj ochrony
ma kluczowe znaczenie dla zapobiegania długotrwałym uszkodzeniom żył.

Rozważania i działania niepożądane

Chociaż żeń-szeń jest potężnym sprzymierzeńcem zdrowia
żył, jego stosowanie nie jest pozbawione środków ostrożności.
Niektóre działania niepożądane obejmują nudności, biegunkę i
bezsenność, a szczególnie ważne jest, aby unikać jego spożywania w czasie ciąży lub karmienia piersią ze względu na jego
wpływ na napięcie i motorykę mięśniówki macicy.

Czy kiedykolwiek zastanawiałeś się, jak roślina taka jak żeń-
szeń może zmienić zarządzanie żylakami? Jakie zmiany
możesz wprowadzić w swoim codziennym życiu, aby skorzystać z jego dobrodziejstw?

Wniosek: żeń-szeń, więcej niż cudowny korzeń

Żeń-szeń to coś więcej niż anegdoty z tradycyjnej medycyny;
Oferuje rozwiązania wspierane przez współczesną naukę dla
współczesnych problemów krążeniowych. Włączając żeń-szeń
do swojego codziennego schematu, wraz ze zbilansowaną
dietą i ćwiczeniami, nie tylko dbasz o swoje żyły, ale także
poprawiasz ogólny stan zdrowia naczyń krwionośnych.

Na kolejnych stronach będziemy nadal badać inne naturalne
środki i strategie żywieniowe, które uzupełniają stosowanie
żeń-szenia, zapewniając, że masz niezbędne narzędzia do życia wolnego od ograniczeń narzuconych przez żylaki.

Żeń-szeń, ceniony w tradycyjnej medycynie azjatyckiej ze
względu na swoje liczne korzyści, zawiera ginsenozydy, takie
jak Rb1, Rg1, Rg3, Re, Rd, które są niezbędne do poprawy
zdrowia układu krążenia i żył. Związki te stymulują produkcję
tlenku azotu, który ułatwia rozszerzanie naczyń krwionośnych
i poprawia mikrokrążenie. Ponadto żeń-szeń zapewnia ochronę
przeciwutleniającą i przeciwzapalną, co ma kluczowe
znaczenie dla utrzymania dobrego zdrowia żył i zapobiegania
powikłaniom związanym z żylakami.

Korzyści z żeń-szenia dla mikrokrążenia i zdrowia żył

1. Rozszerzenie naczyń krwionośnych: Ginsenozydy stymulują rozluźnienie mięśni gładkich naczyń krwionośnych, co
pozwala na lepszy przepływ krwi i zmniejszenie ciśnienia w
żyłach.

2. Ochrona śródbłonka: Żeń-szeń chroni śródbłonek,
wewnętrzną warstwę żył, przed potencjalnym uszkodzeniem,
co jest niezbędne do zapobiegania długotrwałym problemom
żylnym.

Działania niepożądane i środki ostrożności

Chociaż żeń-szeń jest dobrze tolerowany, może powodować
nudności, biegunkę i bezsenność.

Ważne jest, aby unikać spożywania w czasie ciąży lub
karmienia piersią ze względu na jego wpływ na napięcie i motorykę mięśniówki macicy.

Ćwiczyć

Włączenie żeń-szenia do codziennej diety może znacznie poprawić zarządzanie żylakami.

Zaleca się, aby robić to pod nadzorem lekarza w celu odpowiedniego dostosowania dawki i monitorowania ewentualnych działań niepożądanych.

Stosowanie żeń-szenia w połączeniu ze zbilansowaną dietą i regularnymi ćwiczeniami może stanowić kompleksową strategię poprawy zdrowia naczyń krwionośnych i złagodzenia objawów żylaków.

Praktyczne wskazówki

Włączenie żeń-szenia: Włącz żeń-szeń do swojej diety za pomocą kapsułek z żeń-szenia lub herbaty. Pamiętaj, aby zacząć od małych dawek, aby ocenić tolerancję.

Połączenie zabiegów: Połącz stosowanie żeń-szenia z innymi zabiegami zalecanymi w przypadku żylaków, takimi jak uniesienie nóg i stosowanie pończoch uciskowych, aby zoptymalizować wyniki.

Jak długo powinien trwać żeń-szeń, aby zobaczyć poprawę żylaków?

Efekty mogą się różnić, ale zaleca się ocenę korzyści po 8 do 12 tygodniach konsekwentnego stosowania.

Czy żeń-szeń może wchodzić w interakcje z lekami?

Tak, żeń-szeń może wchodzić w interakcje z lekami rozrzedzającymi krew i tymi, które wpływają na układ odpornościowy. Konieczne jest skonsultowanie się z lekarzem przed rozpoczęciem żeń-szenia, zwłaszcza jeśli jesteś już w trakcie leczenia.

 Wskazówki dotyczące nadzoru medycznego

Wstępna konsultacja: Przed rozpoczęciem suplementacji żeń-szeniem skonsultuj się z pracownikiem służby zdrowia, aby ocenić swoją konkretną sytuację i interakcje z innymi metodami leczenia.

Monitorowanie reakcji: Ważne jest, aby regularnie monitorować dawkę, jeśli to konieczne, i monitorować wszelkie skutki uboczne lub interakcje z innymi przyjmowanymi lekami.

Vitis vinifera L.: Moc winorośli w walce z żylakami

W sercu winnic rosną nie tylko winogrona, z których powstają najpiękniejsze wina na świecie, ale także naturalne i mocne rozwiązanie dla tych, którzy cierpią na żylaki. Ekstrakt z czerwonych liści, pozyskiwany z rośliny Vitis vinifera L., jest sprzymierzeńcem w zdrowiu naczyń krwionośnych dzięki bogatej kompozycji związków bioaktywnych.

Spojrzenie na składniki winorośli

Winorośl jest nie tylko źródłem winogron, ale także rezerwuarem związków fenolowych, takich jak resweratrol, kwas galusowy, katechina oraz różnorodne flawonoidy i procyjanidyny. Składniki te są znane ze swojego silnego działania przeciwutleniającego i przeciwzapalnego, które odgrywają kluczową rolę w ochronie i poprawie mikrokrążenia.

Kluczowe korzyści dla żylaków

1. Ochrona śródbłonka i rozluźnienie naczyń:

Jak to działa? Resweratrol i procyjanidyny z winorośli mogą zwiększać syntezę tlenku azotu (NO) w śródbłonku, co ułatwia rozluźnienie naczyń krwionośnych i poprawia krążenie. Efekt ten jest niezbędny do zapobiegania zastojom żylnym, dominującemu schorzeniu w żylakach.

Widoczne efekty: Czy kiedykolwiek zauważyłeś zmniejszenie ciężkości i bólu nóg po zmianie diety lub rutyny? Związki te pomagają zmniejszyć te uciążliwe objawy, znacznie poprawiając jakość życia.

2. Zmniejszenie stanu zapalnego i przepuszczalność naczyń włosowatych:

Wpływ: Procyjanidyna B1 ma działanie przeciwzapalne, które zmniejsza przepuszczalność naczyń włosowatych. Proces ten ma kluczowe znaczenie dla zmniejszenia obrzęku i uczucia ciężkości nóg, dwóch powszechnych i wyniszczających objawów żylaków.

Zastosowania i zagadnienia kliniczne

Zastosowanie kliniczne: Vitis vinifera L. jest skutecznie stosowany w leczeniu chorób żył obwodowych i stanów hemoroidalnych. Zmniejszenie średnicy próżni świadczy o jej potencjale do poprawy stanu żylnego.

Działania niepożądane: Chociaż dobrze tolerowany, ważne jest, aby zdawać sobie sprawę z możliwego dyskomfortu żołądkowo-jelitowego lub reakcji alergicznych. Włączenie tego ekstraktu powinno być dokładnie przemyślane, zwłaszcza jeśli jesteś w ciąży lub karmisz piersią.

 Praktyczna realizacja

Czy możesz sobie wyobrazić włączenie tak naturalnego pierwiastka jak ekstrakt z czerwonych liści do swojej codziennej rutyny? Oto kilka sugestii:

Integracja dietetyczna: Rozważ suplementy zawierające ekstrakt z Vitis vinifera L. lub włącz do swoich posiłków naturalne produkty pochodzące z winorośli.

Konsultacje lekarskie: Nie zapomnij skonsultować się z lekarzem przed rozpoczęciem jakiejkolwiek suplementacji, zwłaszcza jeśli masz wcześniej istniejące schorzenia.

Kiedy idziesz przez życie, każdy krok, który robisz w kierunku dbania o swoje żyły, jest krokiem w kierunku lepszego zdrowia. Ekstrakt z czerwonych liści to nie tylko suplement; Jest to świadectwo tego, jak natura może utrzymać i poprawić nasze zdrowie naczyń krwionośnych.

Ten rozdział nie tylko daje dogłębne zrozumienie korzyści płynących z Vitis vinifera L., ale także zachęca do zbadania, w jaki sposób możesz wprowadzić niewielkie zmiany w swoim życiu, aby znacznie poprawić zdrowie żył. Czy jesteś gotowy, aby zrobić ten krok?

Ważne jest, aby pamiętać, że chociaż ekstrakt z czerwonych liści jest dobrze tolerowany, w niektórych przypadkach może powodować dyskomfort żołądkowo-jelitowy lub reakcje alergiczne. Dlatego zaleca się omówienie suplementacji z lekarzem, zwłaszcza jeśli masz wcześniej istniejące schorzenia, jesteś w ciąży lub karmisz piersią.

Jak długo trzeba czekać, aby efekty ekstraktu z czerwonej winorośli na żylaki były widoczne?

Efekty mogą się różnić, ale zaleca się ocenę korzyści po konsekwentnym stosowaniu przez co najmniej 3 do 6 tygodni.

Czy ekstrakt z czerwonej winorośli ma skutki uboczne?

Chociaż jest dobrze tolerowany, w niektórych przypadkach może powodować łagodny dyskomfort żołądkowo-jelitowy. Ważne jest, aby zacząć od małej dawki i stopniowo zwiększać ją w miarę tolerancji.

Wskazówki dotyczące nadzoru medycznego

Wcześniejsza ocena: Przed rozpoczęciem suplementacji ocena medyczna ma kluczowe znaczenie, aby upewnić się, że nie ma przeciwwskazań ani ryzyka interakcji z innymi lekami.

Regularna obserwacja: Zachęca do regularnych wizyt kontrolnych u pracownika służby zdrowia w celu monitorowania odpowiedzi na leczenie i dostosowania dawki, jeśli to konieczne.

Innowacje ziołowe w leczeniu niewydolności żylnej

W tym rozdziale przyjrzymy się, w jaki sposób dwie potężne rośliny, Centella asiatica i Vitis vinifera, połączone torują sobie drogę do leczenia przewlekłej niewydolności żylnej, stanu, który dotyka wielu ludzi na całym świecie i jest związany z pojawieniem się żylaków.

Wyobraźmy sobie przez chwilę, że dwie najpotężniejsze siły natury w dziedzinie fitoterapii łączą swoje właściwości, aby zaoferować zintegrowane i skuteczne rozwiązanie przeciwko żylakom. Centella asiatica, znana ze swojego zastosowania w ajurwedzie i tradycyjnej medycynie chińskiej, oraz Vitis vinifera, lepiej znana jako roślina winogronowa, której korzyści wykraczają poza produkcję wina, łączą się, tworząc potężną kurację.

1. Podstawowe zalecenie:

Zalecany stosunek ekstraktu z wąkroty azjatyckiej (EC) do ekstraktu z Vitis vinifera (VVE) wynosi 1:3. Wykazano w rygorystycznych badaniach, że ta kombinacja jest najbardziej skuteczna w zmniejszaniu nieprawidłowej przepuszczalności

naczyń i stanu zapalnego, kluczowych aspektów w
początkowych stadiach niewydolności żylnej.

Hamowanie mierników stanu zapalnego:

 Połączone ekstrakty mają znaczący wpływ na redukcję mediatorów stanu zapalnego, takich jak tlenek azotu i prostaglandyna E2, kluczowych w postępie bólu i stanu zapalnego
związanego z żylakami.

Modulacja czynnika jądrowego NF-κB:

 Wpływając na translokację czynnika transkrypcyjnego NF-
κB, ekstrakty modulują ekspresję genów promujących procesy
zapalne, zapewniając w ten sposób znaczną ulgę w objawach
żylaków.

Skuteczne zmniejszenie przepuszczalności naczyń
krwionośnych:

 Testy wykazały, że te kombinacje nie tylko zmniejszają stan
zapalny, ale także zmniejszają przepuszczalność naczyń, co
jest kluczowym czynnikiem w zmniejszaniu obrzęku i
poprawie jakości życia pacjentów.

Praktyczne zastosowanie i zalecenia

Włączenie do planów leczenia:

Lekarze mogą zintegrować te kombinacje ziół z holistycznym planem leczenia, który obejmuje zarówno terapię uciskową, jak i środki uniesienia kończyn, optymalizując w ten sposób wyniki terapeutyczne.

Monitorowanie i regulacja dawkowania:

Bardzo ważne jest, aby leczenie było indywidualnie dostosowywane i prowadzone było ciągłe monitorowanie w celu zapewnienia maksymalnej skuteczności i zminimalizowania potencjalnych skutków ubocznych.

Połączenie wąkroty azjatyckiej i Vitis vinifera zostało przebadane pod kątem skuteczności w zmniejszaniu nieprawidłowej przepuszczalności naczyń krwionośnych i stanu zapalnego, które są kluczowymi aspektami w początkowych stadiach przewlekłej niewydolności żylnej. Badania sugerują, że zalecany stosunek ekstraktu z wąkroty azjatyckiej do ekstraktu z Vitis vinifera wynosi 1:3, aby osiągnąć skuteczność w leczeniu tego schorzenia.

Zaangażowane mechanizmy biologiczne obejmują hamowanie mediatorów stanu zapalnego, takich jak tlenek azotu i prostaglandyna E2, a także modulację czynnika jądrowego NF-κB, który pomaga zmniejszyć procesy zapalne i przepuszczalność naczyń. Te połączone efekty mogą znacznie zmniejszyć stan zapalny i obrzęk u pacjentów z żylakami.

Bardzo ważne jest, aby wdrożenie tego leczenia odbywało się pod nadzorem lekarza w celu dostosowania dawek do indywidualnej reakcji pacjenta i zminimalizowania skutków ubocznych. Ponadto zaleca się włączenie tych kombinacji ziołowych do większego planu leczenia, który może również obejmować terapię uciskową i inne środki w celu optymalizacji wyników terapeutycznych.

Ponieważ połączenie tych roślin przedstawia się jako obiecująca i mniej inwazyjna alternatywa w leczeniu przewlekłej niewydolności żylnej, ważne jest, aby pacjenci i pracownicy służby zdrowia rozważyli wszystkie dostępne opcje, w tym naturalne metody leczenia, które mogą przynieść korzyści bez ryzyka związanego z bardziej inwazyjnymi procedurami.

Praktyczne wskazówki

1. Zacznij od stopniowej suplementacji:

Jeśli rozważasz rozpoczęcie stosowania suplementów Centella Asiatica i Vitis vinifera, zacznij od małej dawki i stopniowo zwiększaj ją w oparciu o tolerancję i zalecenia lekarza. Pomoże to Twojemu organizmowi dostosować się do leczenia i pozwoli na wczesne wykrycie skutków ubocznych.

2. Połącz z fizjoterapiami:

Połącz stosowanie tych ekstraktów z terapiami uciskowymi i specyficznymi ćwiczeniami na nogi. Połączenie zabiegów może zoptymalizować wyniki i holistycznie poprawić zdrowie żył.

3. Prowadź dziennik objawów:

Codziennie rejestruj swoje objawy, wszelkie zmiany, które zauważysz i jak się czujesz podczas przyjmowania suplementów. Pozwoli to na dokładne śledzenie efektów leczenia i omówienie ich z lekarzem w celu wprowadzenia niezbędnych korekt.

Jak długo trzeba czekać, aby połączenie Centella asiatica i Vitis vinifera zadziałało?

Efekty mogą się różnić u poszczególnych osób. Pacjenci mogą zauważyć poprawę objawów przewlekłej niewydolności żylnej w ciągu pierwszych 4 do 8 tygodni ciągłego stosowania. Ważne jest, aby uzbroić się w cierpliwość i konsekwentne w suplementacji.

Czy przyjmowanie tych suplementów wraz z innymi lekami jest bezpieczne?

Chociaż Centella asiatica i Vitis vinifera są bezpieczne, mogą wchodzić w interakcje z innymi lekami, zwłaszcza rozrzedzaczającymi krew i przeciwzapalnymi. Bardzo ważne jest, aby przed rozpoczęciem suplementacji skonsultować się z lekarzem, aby uniknąć niepożądanych interakcji.

Czy są jakieś skutki uboczne podczas stosowania tych suplementów?

Działania niepożądane występują rzadko, ale mogą obejmować łagodny dyskomfort żołądkowo-jelitowy, zawroty głowy lub reakcje alergiczne. Jeśli wystąpią działania niepożądane, ważne jest, aby zmniejszyć dawkę lub przerwać stosowanie i skonsultować się z lekarzem.

Wskazówki dotyczące nadzoru medycznego

1. Wstępna ocena:

Przeprowadź pełną ocenę medyczną przed rozpoczęciem suplementów Centella Asiatica i Vitis vinifera. Obejmuje to badanie fizykalne i badania krwi w celu ustalenia punktu odniesienia dla stanu zdrowia żylnego i ogólnego.

Pomoże to lekarzowi spersonalizować leczenie i dokładniej monitorować efekty.

2. Regularne monitorowanie:

Zaplanuj regularne wizyty kontrolne z lekarzem, aby ocenić postępy i w razie potrzeby dostosować dawki. Zapewni to maksymalne korzyści z suplementacji, jednocześnie minimalizując potencjalne ryzyko.

3. Raport objawów:

Poinformuj lekarza o wszelkich zmianach w objawach, niezależnie od tego, czy jest to poprawa, czy pogorszenie. Należy zgłaszać szczegóły, takie jak intensywność bólu, obrzęk i wszelkie nowe dolegliwości. Umożliwi to lekarzowi skuteczne i terminowe dostosowanie leczenia.

Wniosek: obiecująca przyszłość

Połączenie wąkroty azjatyckiej i Vitis vinifera stanowi ekscytujący przełom w leczeniu żylaków i niewydolności żylnej. Ekstrakty te nie tylko oferują mniej inwazyjne i bardziej naturalne podejście, ale ich potencjał do poprawy mikrokrążenia i zmniejszenia stanu zapalnego otwiera nowe możliwości znacznej poprawy jakości życia osób cierpiących na te schorzenia.

Kończąc ten rozdział, zachęcam do zastanowienia się nad tym, w jaki sposób integracja naturalnych rozwiązań może być cennym uzupełnieniem, a nawet alternatywą dla konwencjonalnych metod, zwłaszcza w leczeniu chorób przewlekłych, takich jak żylaki. Czy jesteś gotowy, aby rozważyć te naturalne opcje na swojej drodze do lepszego zdrowia naczyń krwionośnych?

Oczar wirginijski Virginiana L. – naturalny sprzymierzeniec w walce z żylakami

W naszym nieustannym poszukiwaniu naturalnych rozwiązań poprawiających zdrowie naczyń krwionośnych i zwalczających żylaki, natknęliśmy się na cenny zasób botaniczny: oczar wirginijski L., powszechnie znany jako oczar wirginijski. W tym rozdziale zagłębiamy się w to, w jaki sposób oczar wirginijski może być skutecznym środkiem wspomagającym w leczeniu żylaków i innych schorzeń naczyniowych.

Czy zastanawiałeś się kiedyś, w jaki sposób roślina może znacząco wpłynąć na zdrowie Twoich żył? Oczar wirginijski jest nie tylko popularnym składnikiem produktów do pielęgnacji skóry ze względu na swoje działanie kojące, ale posiada również właściwości, które mogą aktywnie poprawiać mikrokrążenie i łagodzić objawy żylaków.

Skład i działanie oczaru wirginijskiego

Składniki bioaktywne:

Oczar wirginijski składa się z bogatego amalgamatu
barwników, kwasu galusowego, flawonoidów, takich jak kate-
chiny, saponiny i olejki eteryczne, które nadają mu wiele
właściwości terapeutycznych.

Korzyści dla mikrokrążenia:

Dzięki obecnym garbnikom oczar wirginijski ma właściwości
ściągające i hemostatyczne, niezbędne do zmniejszenia powi-
erzchownego przepływu krwi. Zdolność ta jest szczególnie
korzystna w leczeniu stanów takich jak zapalenie skóry i
choroba żył obwodowych (PVD), w których zagrożona jest integralność skóry i krążenie.

Zwężenie naczyń krwionośnych i łagodzenie stanów zapalnych:

Działając jako naturalny środek zwężający naczynia
krwionośne, oczar wirginijski poprawia napięcie żylne,
zmniejszając przepuszczalność naczyń krwionośnych i ograni-
czając stan zapalny, dzięki hamowaniu uwalniania histaminy
przez zawarte w nim flawonoidy.

Ćwiczyć:

Chociaż jest bezpieczny i dobrze tolerowany, należy
zachować ostrożność podczas jego stosowania, zwłaszcza u
osób o wrażliwej skórze lub kobiet w ciąży, ze względu na potencjalne substancje drażniące i brak obszernych badań w tych
grupach.

Praktyczny scenariusz i uwagi dotyczące użytkowania

Wyobraź sobie, że pracujesz z domu, spędzając długie godziny przed komputerem. Pod koniec dnia zauważasz uczucie ciężkości i zmęczenia w nogach. Włączenie oczaru wirginijskiego do codziennej rutyny, poprzez żel lub krem, może być prostą i skuteczną metodą łagodzenia tych objawów. Pomogłoby to nie tylko poprawić krążenie, ale także zmniejszyć wszelkie stany zapalne lub podrażnienia skóry.

Oczar wirginijski, naukowo znany jako oczar wirginijski, jest cennym zasobem w leczeniu żylaków i innych schorzeń naczyniowych ze względu na swoje bioaktywne składniki, takie jak garbniki, które nadają mu właściwości ściągające i hemostatyczne. Właściwości te są szczególnie przydatne w zmniejszaniu powierzchniowego przepływu krwi i poprawie mikrokrążenia, co jest korzystne w leczeniu zapalenia skóry i choroby żył obwodowych.

Chociaż oczar wirginijski jest bezpieczny i dobrze tolerowany po nałożeniu na skórę, istnieją potencjalne skutki uboczne, takie jak podrażnienie skóry, szczególnie u osób o wrażliwej skórze. Ponadto jego stosowanie nie jest zalecane w okresie ciąży lub laktacji ze względu na brak danych na temat jego bezpieczeństwa w tych populacjach.

Kliniczne zastosowania oczaru wirginijskiego obejmują jego zastosowanie w zmniejszaniu stanu zapalnego oraz jako naturalnego środka zwężającego naczynia krwionośne, który poprawia napięcie żylne i ogranicza stan zapalny poprzez hamowanie uwalniania histaminy przez flawonoidy. Może to być pomocne w łagodzeniu objawów związanych z żylakami.

Ważne jest, aby włączenie oczaru wirginijskiego do leczenia żylaków lub innych schorzeń było omówione i nadzorowane przez pracownika służby zdrowia, aby zapewnić prawidłowe i bezpieczne stosowanie.

Praktyczne wskazówki

1. Regularne stosowanie miejscowe:

Oczar wirginijski należy nakładać dwa razy dziennie na miejsca dotknięte żylakami. Może to pomóc zmniejszyć stan zapalny, złagodzić swędzenie i poprawić mikrokrążenie w skórze.

2. Stosowanie zimnych okładów:

Używaj zimnych okładów nasączonych oczarem wirginijskim, aby zmniejszyć obrzęk i ból nóg po dłuższym okresie stania.

Zimne okłady mogą przynieść natychmiastową ulgę i poprawić krążenie krwi.

3. Integracja z rutyną pielęgnacji skóry:

Włącz oczar wirginijski do swojej codziennej rutyny pielęgnacyjnej, zwłaszcza jeśli odczuwasz podrażnienie skóry lub stan zapalny związany z żylakami. Regularne stosowanie może poprawić ogólny stan zdrowia skóry i zapobiec powikłaniom związanym z żylakami.

Jak działa oczar wirginijski na poprawę zdrowia żył?

Oczar wirginijski zawiera garbniki, flawonoidy i olejki eteryczne, które mają właściwości ściągające i przeciwzapalne. Składniki te pomagają zmniejszyć przepuszczalność naczyń krwionośnych i poprawić napięcie żylne, co może złagodzić objawy żylaków, takie jak obrzęk i ból.

Czy stosowanie oczaru wirginijskiego w czasie ciąży jest bezpieczne?

Chociaż oczar wirginijski jest bezpieczny do stosowania miejscowego, zaleca się ostrożność w czasie ciąży ze względu na brak obszernych badań w tej populacji. Zawsze skonsultuj się z lekarzem przed rozpoczęciem nowego leczenia w czasie ciąży.

Czy oczar wirginijski może powodować skutki uboczne?

Miejscowe stosowanie oczaru wirginijskiego jest dobrze tolerowane, ale u niektórych osób może powodować podrażnienie skóry lub reakcje alergiczne. Jeśli wystąpi zaczerwienienie, swędzenie lub jakakolwiek inna niepożądana reakcja, przerwij stosowanie i skonsultuj się z lekarzem.

Wskazówki dotyczące nadzoru medycznego

1. Wstępna ocena:

Zanim zaczniesz używać oczaru wirginijskiego, skonsultuj się z dermatologiem, aby ocenić nasilenie żylaków i określić najlepszy sposób włączenia oczaru wirginijskiego do leczenia. Dzięki temu masz pewność, że otrzymasz spersonalizowany i bezpieczny plan leczenia.

2. Regularne monitorowanie:

Zaplanuj regularne wizyty u lekarza, aby monitorować skuteczność leczenia oczaru wirginijskiego i dostosowywać w razie potrzeby. Śledzenie pozwala szybko wykryć i opanować wszelkie skutki uboczne lub zmiany w stanie żylaków.

3. Monitorowanie reakcji skórnych:

Poinformuj lekarza o wszelkich niepożądanych reakcjach skórnych podczas stosowania oczaru wirginijskiego, takich jak podrażnienie, zaczerwienienie lub swędzenie. Pozwala to na dostosowanie zabiegu tak, aby zminimalizować niepożądane skutki i zadbać o zdrowie Twojej skóry.

Wniosek: lekarstwo na wszystko?

W tym rozdziale zbadaliśmy, w jaki sposób oczar wirginijski
może być sprzymierzeńcem w walce z żylakami. Jego
zdolność do poprawy mikrokrążenia i łagodzenia objawów
sprawia, że jest to ważna opcja dla osób poszukujących naturalnych alternatyw. Jednak ważne jest, aby skonsultować się z
lekarzem przed rozpoczęciem jakiegokolwiek nowego leczenia, zwłaszcza jeśli jesteś już w trakcie leczenia żylaków lub
innych schorzeń.

Ten rozdział nie tylko przybliżył naturę tej niezwykłej rośliny,
ale także podkreślił znaczenie zindywidualizowanej oceny i
podejścia do leczenia żylaków. Czy jesteś gotowy, aby odkryć
korzyści płynące z oczaru wirginijskiego w swoim życiu?

Ginkgo biloba L. – naturalne wzmocnienie układu żylnego

W sercu tradycyjnego i nowoczesnego ziołolecznictwa znajduje się miłorząb dwuklapowy, starożytne drzewo, które oferuje obiecujące rozwiązania dla osób borykających się z dyskomfortem związanym z żylakami. W tym rozdziale omówiono, w jaki sposób miłorząb dwuklapowy może być cennym sprzymierzeńcem w zarządzaniu zdrowiem żylnym, zapewniając ulgę i poprawiając jakość życia osób dotkniętych tym schorzeniem.

Czy wiesz, że Ginkgo Biloba jest jedną z żywych skamieniałości naszej flory? Z historią sięgającą ponad dwustu milionów lat, roślina ta nie tylko przetrwała zmiany klimatyczne i geologiczne, ale także dobrze się rozwijała. Jego odporność sprawia, że jest symbolem długowieczności, a w terminologii medycznej źródłem składników bioaktywnych korzystnych dla naszego krążenia krwi.

Korzystne mechanizmy działania:

Działanie rozszerzające naczynia krwionośne: Miłorząb wspomaga rozszerzanie naczyń krwionośnych, ułatwiając w ten sposób lepszą perfuzję krwi przez śródbłonek, wewnętrzną warstwę naczyń krwionośnych.

 Ochrona śródbłonka: Zwalcza stres oksydacyjny i zmniejsza adhezję cząsteczek zapalnych, pomagając utrzymać integralność ścian żylnych.

 Specjalne zastosowania dla osób z żylakami

Wyobraź sobie, że pod koniec każdego dnia czujesz ciężar w nogach, który stale przypomina o żylakach. Włączenie miłorzębu dwuklapowego do swojego schematu leczenia może znacznie poprawić ten objaw, dzięki jego zdolności do poprawy mikrokrążenia i ułatwienia bardziej efektywnego powrotu żylnego, zmniejszając w ten sposób ciśnienie w żyłach.

 Środki ostrożności i praktyczne zalecenia

Działania niepożądane, które należy wziąć pod uwagę:

 Chociaż korzyści płynące z miłorzębu są niezwykłe, dobrze jest zwracać uwagę na potencjalne skutki uboczne, takie jak powikłania krwotoczne, zwłaszcza jeśli przyjmujesz leki rozrzedzające krew.

Integracja w leczeniu:

Przed rozpoczęciem stosowania jakiegokolwiek suplementu należy skonsultować się z lekarzem. Ginkgo Biloba powinien być częścią kompleksowego planu zarządzania, który obejmuje odpowiednią dietę, ćwiczenia i, jeśli to konieczne, terapie uciskowe.

Ginkgo Biloba, stosowany od wieków zarówno w medycynie tradycyjnej, jak i współczesnej, oferuje korzystne właściwości dla zdrowia naczyń krwionośnych, szczególnie w leczeniu żylaków.

Korzyści i mechanizmy działania

Rozszerzenie naczyń krwionośnych: Ginkgo Biloba wspomaga rozszerzanie naczyń krwionośnych, poprawiając w ten sposób perfuzję krwi przez śródbłonek. Działanie to jest korzystne w łagodzeniu objawów, takich jak uczucie ciężkości nóg spowodowane żylakami.

Ochrona śródbłonka: Zwalcza stres oksydacyjny i zmniejsza adhezję cząsteczek zapalnych, co jest niezbędne do utrzymania integralności ścian żylnych.

Środki ostrożności i zalecenia

Działania niepożądane: Chociaż Ginkgo Biloba jest bezpieczny, może powodować powikłania krwotoczne, szczególnie w połączeniu z lekami rozrzedzającymi krew. Zaleca się ostrożność i konsultację lekarską przed rozpoczęciem jakiejkolwiek suplementacji.

Włączenie do leczenia: Powinno być traktowane jako część kompleksowego planu zarządzania, który obejmuje dietę, ćwiczenia i terapie uciskowe, jeśli to konieczne. Powszechnie zalecana dawka dla korzyści krążeniowych wynosi 120 do 240 mg dziennie standaryzowanego ekstraktu z miłorzębu japońskiego.

 Konkluzja

Ginkgo Biloba jest cennym i silnym zasobem poprawiającym mikrokrążenie i zdrowie naczyń krwionośnych, co może być szczególnie pomocne dla osób z żylakami. Jego stosowanie powinno być spersonalizowane i nadzorowane przez pracownika służby zdrowia, aby zapewnić maksymalną skuteczność i bezpieczeństwo.

Ten rozdział zachęca do rozważenia miłorzębu dwuklapowego w ramach holistycznego podejścia do leczenia żylaków, podkreślając znaczenie starannej oceny i spersonalizowanego podejścia w leczeniu schorzeń żylnych.

 Praktyczne wskazówki

1. Dawkowanie i suplementacja:

Zacznij od dawki 120 mg dziennie standaryzowanego ekstraktu z miłorzębu japońskiego, podzielonej na dwie dawki dzienne. W razie potrzeby można zwiększyć dawkę do 240 mg

na dobę pod nadzorem lekarza. Pomaga poprawić
mikrokrążenie i złagodzić objawy ciężkości i bólu nóg.

2. Włączenie do codziennej rutyny:

Zintegruj Ginkgo Biloba ze swoim schematem suplementacji
wraz z dietą bogatą w przeciwutleniacze i regularnymi
ćwiczeniami, aby zmaksymalizować jego korzyści. Wzmacnia
działanie miłorzębu dwuklapowego w poprawie zdrowia
naczyń krwionośnych i ogólnego samopoczucia.

3. Połącz z terapiami uciskowymi:

Noś pończochy uciskowe w ciągu dnia, aby uzupełnić stosowanie Ginkgo Biloba i poprawić powrót żylny. Połączenie
tych terapii może zapewnić pełniejszą ulgę w objawach
żylaków.

Jak działa Ginkgo Biloba na poprawę żylaków?

Ginkgo Biloba poprawia mikrokrążenie, wspomagając
rozszerzenie naczyń krwionośnych i zwiększając przepływ
krwi przez śródbłonek. Ponadto jego właściwości przeciwutleniające pomagają chronić ściany żył przed uszkodzeniem oksydacyjnym.

Czy są jakieś skutki uboczne podczas stosowania Ginkgo Biloba?

Chociaż Ginkgo Biloba jest bezpieczny, może powodować skutki uboczne, takie jak bóle głowy, zawroty głowy i zaburzenia żołądkowo-jelitowe. Może również zwiększać ryzyko krwawienia, szczególnie u osób przyjmujących leki rozrzedzające krew. Przed rozpoczęciem suplementacji należy koniecznie skonsultować się z lekarzem.

Czy mogę przyjmować Ginkgo Biloba, jeśli przyjmuję inne leki?

Ginkgo Biloba może wchodzić w interakcje z kilkoma lekami, w tym lekami rozrzedzającymi krew, niesteroidowymi lekami przeciwzapalnymi (NLPZ) i niektórymi lekami przeciwdepresyjnymi. Zawsze skonsultuj się z lekarzem przed rozpoczęciem jakiegokolwiek nowego suplementu, aby uniknąć niepożądanych interakcji.

Wskazówki dotyczące nadzoru medycznego

1. Wstępna ocena:

Umów się na wizytę u lekarza, aby ocenić stan swoich żył i ustalić właściwą dawkę Ginkgo Biloba. Trafna diagnoza i spersonalizowana dawka gwarantują większą skuteczność i bezpieczeństwo leczenia.

2. Regularne monitorowanie:

Zaplanuj regularne wizyty, aby monitorować odpowiedź na leczenie miłorzębem dwuklapowym i w razie potrzeby dostosować dawkę. Regularne monitorowanie pozwala na wykrycie i skorygowanie wszelkich skutków ubocznych lub niezbędnych korekt w trakcie leczenia.

3. Testy krzepnięcia:

Jeśli przyjmujesz leki rozrzedzające krew, pamiętaj o regularnym wykonywaniu testów krzepnięcia, aby monitorować ryzyko krwawienia. Dzięki temu Ginkgo Biloba jest bezpieczny w użyciu i nie zwiększa ryzyka powikłań krwotocznych.

Wniosek: Ginkgo biloba, naturalna zmiana na lepsze?

W tym rozdziale widzieliśmy, w jaki sposób Ginkgo Biloba nie tylko symbolizuje odporność i długowieczność, ale także daje nadzieję tym, którzy szukają naturalnej ulgi w żylakach. Jego wpływ na mikrokrążenie i zdrowie naczyń krwionośnych sprawia, że jest to cenna opcja terapeutyczna, która zasługuje na rozważenie w ramach holistycznego podejścia do leczenia niewydolności żylnej.

Czy czujesz się gotowy, aby zbadać, w jaki sposób to starożytne, ale zawsze aktualne drzewo może pomóc Ci radzić sobie z objawami żylaków? Nadszedł czas, aby rozważyć Ginkgo Biloba jako część swojej strategii na rzecz lepszego zdrowia naczyń krwionośnych.

Mangifera indica L. – tropikalny sprzymierzeniec w leczeniu żylaków

Czy zastanawiałeś się kiedyś, w jaki sposób coś tak pysznego jak mango może również korzystnie wpłynąć na zdrowie naczyń krwionośnych? W tym rozdziale przyjrzymy się, w jaki sposób Mangifera indica L., lepiej znana jako mango, staje się kluczowym składnikiem w leczeniu żylaków, dzięki bogatym składnikom bioaktywnym i korzystnemu wpływowi na mikrokrążenie.

Mango jest nie tylko smaczne, ale jest również naładowane różnymi związkami prozdrowotnymi:

Polifenole: Wyróżniają się mangiferyna i procyjanidyny, znane ze swoich silnych właściwości przeciwutleniających.

Kwasy hydroksybenzoesowe i hydroksycynamonowe: Związki takie jak kwas galusowy i ferulowy, które działają przeciwzapalnie i ochronnie na komórki śródbłonka w żyłach.

Wyobraź sobie, że twoje żyły to małe rzeki, które muszą swobodnie płynąć, aby utrzymać zdrowie twojego układu krążenia. Uchwyt pomaga:

Popraw reaktywne przekrwienie: Niezbędne do skutecznej odpowiedzi naczyniowej na stres, co oznacza, że twoje żyły mogą lepiej przystosować się do zmian w przepływie krwi, unikając zastoju, który prowadzi do żylaków.

Zwiększ ekspresję eNOS: Ma to kluczowe znaczenie dla produkcji tlenku azotu (NO), środka rozszerzającego naczynia krwionośne, który rozluźnia żyły, poprawiając w ten sposób krążenie i zmniejszając ciśnienie, które może powodować żylaki.

Mango nie tylko poprawia przepływ krwi; Działa na poziomie komórkowym, aby chronić twoje żyły:

Wzmocnienie śródbłonka: Zwiększona produkcja NO przez ginsenozydy pomaga utrzymać elastyczność i sprężystość żył.

Ochrona przed stresem poposiłkowym: Spożywanie mango może zminimalizować uszkodzenia żył po posiłkach bogatych w glukozę, co jest godną uwagi zaletą dla tych, którzy chcą utrzymać zdrowe żyły.

Dietetyczne włączanie do głównego nurtu: Dodaj świeże mango do sałatek, jogurtów lub jako zdrową przekąskę między posiłkami. Będziesz cieszyć się nie tylko jego smakiem, ale także korzyściami dla krążenia.

Nadzór medyczny: Jeśli rozważasz suplementy z mango, zwłaszcza jeśli masz wcześniej istniejące schorzenia lub jesteś w trakcie leczenia farmakologicznego, najpierw skonsultuj się z lekarzem.

Mango oferuje więcej niż egzotyczny smak; Daje nadzieję na poprawę zdrowia naczyń krwionośnych i bardziej aktywne, bezbolesne życie dla osób cierpiących na żylaki. Włączając mango do swojej codziennej diety, nie tylko decydujesz się cieszyć pysznymi owocami, ale także robisz aktywny krok w kierunku lepszego zdrowia żył.

Czy odważyłbyś się zmienić swoją dietę i zdrowie za pomocą prostego aktu włączenia większej ilości mango do posiłków? Nadszedł czas, aby zobaczyć ten tropikalny owoc w zupełnie nowym świetle, nie tylko jako smakołyk, ale jako część arsenału przeciwko żylakom.

Praktyczne wskazówki

1. Dietetyczne włączenie mango:

Dodaj świeże mango do swoich codziennych posiłków. Możesz dodawać go do sałatek, koktajli, jogurtów lub po prostu jako zdrową przekąskę. Regularne spożywanie mango nie tylko poprawia zdrowie naczyń krwionośnych dzięki

zawartym w nim związkom bioaktywnym, ale także zapewnia
zdrową dawkę niezbędnych witamin i przeciwutleniaczy.

2. Utrzymuj zbilansowaną dietę:

Połącz mango z innymi pokarmami bogatymi w przeciwutleniacze i środki przeciwzapalne, takimi jak czerwone owoce,
zielone warzywa liściaste i orzechy. Ta kombinacja wzmacnia
korzystne działanie mango, poprawiając zdrowie żył i
zmniejszając ryzyko stanów zapalnych i uszkodzeń naczyń
krwionośnych.

3. Suplementy mango:

Skonsultuj się z lekarzem w sprawie przyjmowania suplementów ekstraktu z mango, zwłaszcza jeśli masz wcześniej
istniejące schorzenia. Suplementy mogą być skoncentro-
wanym i wygodnym sposobem na uzyskanie korzyści z
mango, szczególnie jeśli nie możesz regularnie spożywać go w
swojej diecie.

W jaki sposób mango może pomóc w profilaktyce i leczeniu
żylaków?

Mango zawiera polifenole, takie jak mangiferyna i procyjanidyny, które mają właściwości przeciwutleniające i przeciwzapalne. Związki te pomagają poprawić mikrokrążenie i
zmniejszyć stan zapalny, co może złagodzić objawy żylaków i
zapobiec ich postępowi.

Czy są jakieś skutki uboczne związane z nadmiernym spożyciem mango?

Spożywanie mango jest bezpieczne, ale w nadmiarze może powodować biegunkę ze względu na wysoką zawartość błonnika. Ponadto osoby z alergią na lateks mogą odczuwać reakcje alergiczne ze względu na obecność podobnych substancji w rękojeści.

Czy mogę uzyskać te same korzyści z mango poprzez suplementy?

Tak, suplementy z ekstraktem z mango mogą zapewnić stężenie korzystnych związków bioaktywnych. Jednak ważne jest, aby skonsultować się z lekarzem przed rozpoczęciem jakiegokolwiek schematu suplementacji, aby zapewnić jego bezpieczeństwo i skuteczność w konkretnym przypadku.

Wskazówki dotyczące nadzoru medycznego

1. Wstępna konsultacja:

Zanim zaczniesz regularnie spożywać mango lub przyjmować suplementy z mango, porozmawiaj z lekarzem, aby ocenić swój stan zdrowia i otrzymać spersonalizowane zalecenia.

Lekarz może pomóc w ustaleniu odpowiedniej ilości i upewnieniu się, że nie ma interakcji z istniejącymi wcześniej lekami lub schorzeniami.

2. Ciągłe monitorowanie:

Jeśli zdecydujesz się na włączenie suplementów z mango, zaplanuj regularne wizyty u lekarza, aby monitorować swoje postępy i w razie potrzeby dostosować dawkę.

Ciągłe monitorowanie zapewnia, że uzyskujesz pożądane korzyści bez niepożądanych skutków ubocznych.

3. Ocena wyników:

Śledź wszelkie zmiany w objawach żylaków i dziel się nimi z lekarzem podczas wizyt. Informacje te pomogą lekarzowi ocenić skuteczność mango w leczeniu i dostosować optymalne wyniki.

 Konkluzja

Mango to nie tylko pyszny owoc, ale także potężne narzędzie do poprawy zdrowia naczyń krwionośnych i radzenia sobie z żylakami. Jego bogata kompozycja polifenoli i innych związków bioaktywnych sprawia, że jest cennym sprzymierzeńcem w walce z żylakami. Włączając mango do swojej diety i postępując zgodnie z zaleceniami lekarza, możesz zrobić znaczący krok w kierunku lepszego zdrowia żył i bardziej aktywnego, bezbolesnego stylu życia. Czy jesteś gotowy, aby mango stało się regularną częścią Twojego życia i skorzystało ze wszystkich jego zalet?

Witamina B12 niezbędna w leczeniu żylaków

Być może nigdy nie brałeś tego pod uwagę, ale to, co jesz, może mieć bezpośredni wpływ na zdrowie twoich żył. W tym rozdziale przyjrzymy się, w jaki sposób prawidłowe odżywianie, a zwłaszcza równowaga składników odżywczych, takich jak witamina B12 i kwas foliowy, może pomóc w leczeniu i potencjalnej poprawie stanów związanych z żylakami, w tym hiperhomocysteinemii (HHcy), która może komplikować gojenie się wrzodów u osób z żylakami.

Moc odżywiania w zdrowiu naczyń krwionośnych

Niedobór kluczowych składników odżywczych może nie tylko wpływać na ogólne samopoczucie, ale także odgrywa kluczową rolę w zdrowiu naczyń krwionośnych. Zobaczmy, jak:

1. Witamina B12 w leczeniu wrzodów i żylaków:

Wpływ na gojenie: Witamina B12 jest niezbędna do regeneracji komórek i funkcjonowania nerwów. Jego niedobór jest w znacznym stopniu związany z obecnością owrzodzeń stopy

cukrzycowej (DFU), powikłania, które może również dotyczyć
osób cierpiących na żylaki z powodu podobnych problemów
ze słabym krążeniem i neuropatią.

Konkretne fakty: Badania wskazują, że osoby z cukrzycą i
niskim poziomem witaminy B12 mają do 3,1 razy większe
ryzyko rozwoju DFU. Dane te podkreślają znaczenie monitorowania i korygowania tego niedoboru, szczególnie u osób,
które regularnie spożywają metforminę, lek, o którym wi-
adomo, że zakłóca wchłanianie witaminy B12.

Mechanizmy biologiczne i techniczne: jak witamina B12
działa w Twoim organizmie

Funkcja nerwów i regeneracja komórek: Witamina B12 jest
niezbędna do utrzymania integralności komórek nerwowych i
tworzenia komórek krwi. W kontekście żylaków odpowiednia
dostępność witaminy B12 pomaga zapobiegać powikłaniom,
takim jak wrzody, które powstają z powodu słabego gojenia i
neuropatii obwodowej.

Ważne interakcje: Ważne jest, aby zdawać sobie sprawę z interakcji między witaminą B12 a niektórymi lekami, takimi jak
metformina, powszechnie stosowana w leczeniu cukrzycy.
Nadzór medyczny jest niezbędny, aby odpowiednio dostosować suplementację i uniknąć niedoborów.

Praktyczne zalecenia, które warto włączyć do swojego życia

Integracja dietetyczna: Zapewnij odpowiednie spożycie witaminy B12 poprzez pokarmy bogate w ten składnik odżywczy, takie jak mięso, jaja i produkty mleczne, lub poprzez suplementy, jeśli zostanie wykryty niedobór.

Monitorowanie i nadzór medyczny: Biorąc pod uwagę znaczenie witaminy B12 w zdrowiu naczyń krwionośnych i jej interakcji z lekami, konieczne jest regularne monitorowanie medyczne w celu spersonalizowania suplementacji i optymalizacji poziomu składników odżywczych w organizmie.

Wniosek: Odżywianie jako filar zdrowia naczyń krwionośnych

Zakończenie tego rozdziału polega na uznaniu, że skuteczne leczenie żylaków wykracza poza konwencjonalne leczenie. Włączenie świadomego podejścia żywieniowego, zwłaszcza w odniesieniu do witaminy B12 i innych niezbędnych składników odżywczych, może nie tylko poprawić objawy związane z żylakami, ale także poprawić ogólną jakość życia. Czy jesteś gotowy, aby odżywianie stało się integralną częścią Twojej strategii leczenia żylaków?

Praktyczne wskazówki

1. Naturalne źródła witaminy B12 i kwasu foliowego:

Włącz pokarmy bogate w witaminę B12, takie jak czerwone mięso, ryby, jajka i produkty mleczne. W przypadku kwasu foliowego wybieraj zielone warzywa liściaste, rośliny strączkowe i owoce cytrusowe.

Te pokarmy nie tylko poprawiają zdrowie naczyń krwionośnych, ale także przyczyniają się do zbilansowanej i pożywnej diety.

2. Inteligentna suplementacja:

Jeśli masz niedobór witaminy B12 lub kwasu foliowego, rozważ suplementację pod nadzorem lekarza. Zalecane dzienne dawki to 2,4 mcg witaminy B12 i 400 mcg kwasu foliowego dla dorosłych.

Właściwa suplementacja może zapobiegać i korygować niedobory, poprawiając stan zdrowia żylnego i ogólny.

3. Regularne monitorowanie:

Wykonuj regularne badania krwi w celu monitorowania poziomu witaminy B12 i kwasu foliowego, zwłaszcza jeśli jesteś leczony lekami, takimi jak metformina.

Utrzymanie optymalnego poziomu tych składników odżywczych pomaga zapobiegać powikłaniom naczyniowym i neuropatycznym.

Jak witamina B12 wpływa na zdrowie moich żył?

Witamina B12 jest kluczowa dla regeneracji komórek i funkcjonowania nerwów. Pomaga utrzymać integralność komórek śródbłonka w żyłach, co jest niezbędne do zapobiegania powikłaniom, takim jak owrzodzenia żylne.

Jakie pokarmy powinienem włączyć do mojej diety, aby upewnić się, że otrzymuję wystarczającą ilość witaminy B12 i kwasu foliowego?

Obejmuje czerwone mięso, ryby, jaja i produkty mleczne zawierające witaminę B12. Aby uzyskać kwas foliowy, jedz zielone warzywa liściaste, rośliny strączkowe i owoce cytrusowe.

Czy mogę przyjmować suplementy witaminy B12, jeśli przyjmuję metforminę?

Tak, ale ważne jest, aby robić to pod nadzorem lekarza. Metformina może zakłócać wchłanianie witaminy B12, dlatego może być konieczne dostosowanie dawki suplementu.

Wskazówki dotyczące nadzoru medycznego

1. Wstępna konsultacja i diagnoza:

Przed rozpoczęciem jakiejkolwiek suplementacji witaminy B12 lub kwasu foliowego należy udać się na konsultację lekarską, aby ocenić aktualny poziom witaminy B12 za pomocą badań krwi.

Trafna diagnoza pozwala dostosować suplementację do konkretnych potrzeb, unikając niedoborów i nadmiarów.

2. Ciągłe monitorowanie:

Zaplanuj regularne wizyty u lekarza, aby monitorować poziom witaminy B12 i kwasu foliowego, zwłaszcza jeśli przyjmujesz leki, które zakłócają ich wchłanianie, takie jak metformina.

Regularne monitorowanie zapewnia utrzymanie optymalnego poziomu składników odżywczych, zapobiegając powikłaniom i dostosowując dawki w razie potrzeby.

3. Dostosowanie leków:

Jeśli pacjent przyjmuje leki, które wpływają na wchłanianie witaminy B12, takie jak metformina, należy omówić z lekarzem, czy należy dostosować dawkę, czy zmienić leki.

Dostosowanie leczenia do potrzeb żywieniowych pomaga poprawić ogólny stan zdrowia i zapobiec problemom związanym z niedoborami witamin.

4. Ocena ryzyka:

Jeśli masz dodatkowe czynniki ryzyka, takie jak cukrzyca lub choroby układu krążenia, upewnij się, że lekarz oceni, jak mogą one wpłynąć na zapotrzebowanie na witaminę B12 i kwas foliowy.

Pełna ocena ryzyka pozwala na kompleksowe podejście do leczenia, zajęcie się wszystkimi powikłaniami i poprawę jakości życia.

5. Edukacja i stałe wsparcie:

Zapytaj swojego lekarza o informacje edukacyjne na temat znaczenia witaminy B12 i kwasu foliowego w zdrowiu naczyń krwionośnych, a także strategii utrzymania zbilansowanej diety.

Bycie dobrze poinformowanym pozwala podejmować lepsze decyzje dotyczące zdrowia i utrzymywać styl życia, który wspiera zdrowie żył.

Skąd mam wiedzieć, czy mam niedobór witaminy B12 lub kwasu foliowego?

Typowe objawy niedoboru witaminy B12 to zmęczenie, osłabienie, niedokrwistość i problemy neurologiczne, takie jak mrowienie kończyn. Niedobór kwasu foliowego może powodować anemię, drażliwość i trudności z koncentracją. Badanie krwi jest najlepszym sposobem zdiagnozowania tych niedoborów.

Jak szybko mogę spodziewać się poprawy objawów żylaków po rozpoczęciu przyjmowania witaminy B12 i kwasu foliowego?

Czas poprawy może się różnić w zależności od poziomu niedoboru i indywidualnej odpowiedzi na leczenie. Niektórzy

ludzie mogą zauważyć poprawę poziomu energii i zdrowia żył
w ciągu kilku tygodni, podczas gdy u innych może to potrwać
dłużej. Ważne jest, aby postępować zgodnie z planem leczenia
i monitorować postępy z lekarzem.

Czy istnieje ryzyko przyjmowania zbyt dużej ilości witaminy
B12 lub kwasu foliowego?

Witamina B12 jest bezpieczna nawet w dużych dawkach, ponieważ organizm eliminuje jej nadmiar z moczem. Jednak zbyt
duża ilość kwasu foliowego może maskować niedobór witaminy B12 i prowadzić do problemów neurologicznych.
Dlatego tak ważne jest, aby postępować zgodnie z zaleceniami
lekarza dotyczącymi dawkowania i unikać samodzielnej suplementacji bez nadzoru.

Włączenie witaminy B12 i kwasu foliowego do diety i suplementacji, pod odpowiednim nadzorem lekarza, może znacznie
poprawić zdrowie żył i leczenie żylaków. Takie podejście
żywieniowe nie tylko rozwiązuje niedobory, które mogą skom-
plikować Twój stan, ale także przyczynia się do ogólnego samopoczucia. Podejmowanie świadomych decyzji i wsparcie lekarza pozwoli Ci zoptymalizować leczenie i cieszyć się lepszą
jakością życia.

Moc probiotyków w leczeniu żylaków

Wprowadzenie: Czy pożyteczne mikroorganizmy mogą modyfikować zdrowie twoich żył?

Być może nigdy nie myślałeś o tym, jak mikroorganizmy zamieszkujące jelita mogą wpływać na zdrowie twoich żył. W tym rozdziale przyjrzymy się innowacyjnemu podejściu do leczenia żylaków i związanych z nimi powikłań: suplementacji probiotykami. Dołącz do mnie w podróży przez naukę stojącą za tymi małymi sojusznikami i jak mogą zmienić Twoją walkę z żylakami.

Probiotyki, te żywe mikroorganizmy, które podawane w odpowiednich ilościach przynoszą korzyści zdrowiu gospodarza, okazały się obiecujące nie tylko w poprawie zdrowia jelit, ale także w modulowaniu procesów zapalnych, które wpływają na inne obszary ciała, w tym na układ krążenia.

1. Interwencja i wyniki kliniczne:

Badanie interwencyjne: Grupa uczestników otrzymywała codzienne probiotyki, w tym Lactobacillus acidophilus, Lactobacillus casei, Lactobacillus fermentum i Bifidobacterium bifidum przez 12 tygodni.

Obserwowane wyniki: Odnotowano znaczne zmniejszenie wymiarów owrzodzeń żylnych - długości, szerokości i głębokości - oraz poprawę ogólnych wskaźników zdrowotnych, takich jak cholesterol całkowity i poziom białka C-reaktywnego (CRP), markera stanu zapalnego.

Podstawowe mechanizmy biologiczne

Probiotyki działają poprzez kilka mechanizmów, które mogą być szczególnie korzystne dla osób cierpiących na żylaki:

Poprawa zdrowia jelit i zmniejszenie ogólnoustrojowego stanu zapalnego: Suplementacja probiotykami wzmacnia barierę jelitową, zmniejsza przedostawanie się toksyn do krwiobiegu i moduluje układ odpornościowy, zmniejszając ogólnoustrojowe zapalenie zapalne, które może nasilać żylaki.

Wpływ na metabolizm: Poprawiając funkcjonowanie jelit, probiotyki mogą również wpływać na metabolizm lipidów i glukozy, czynników wpływających na zdrowie naczyń krwionośnych.

Praktyczne zastosowania: Włączenie probiotyków do codziennej rutyny

Włączenie probiotyków do diety: Oprócz suplementów, w tym pokarmów bogatych w probiotyki, takich jak jogurty, kefir, kapusta kiszona i inne sfermentowane pokarmy, może być skuteczną strategią poprawy flory jelitowej, a tym samym zdrowia naczyń krwionośnych.

Nadzór medyczny: Przed rozpoczęciem suplementacji, zwłaszcza jeśli jesteś w trakcie leczenia lub masz wcześniej istniejące schorzenia, ważne jest, aby skonsultować się z lekarzem. Monitorowanie zapewnia bezpieczną i skuteczną integrację probiotyków z leczeniem żylaków.

Dodanie probiotyków do swojego schematu zdrowotnego może być cennym podejściem nie tylko do poprawy zdrowia jelit, ale także do radzenia sobie z chorobami, takimi jak żylaki, oferując alternatywę lub uzupełnienie konwencjonalnych terapii. Dzięki swojej zdolności do zmniejszania stanu zapalnego i poprawy krążenia, probiotyki stają się podstawowym elementem kompleksowej strategii leczenia żylaków.

W tym rozdziale zbadaliśmy, w jaki sposób małe, codzienne wybory w diecie i zarządzaniu zdrowiem mogą mieć głęboki wpływ na samopoczucie naczyń krwionośnych. Czy jesteś gotowy, aby wypróbować probiotyki i zobaczyć, jak mogą Ci pomóc w walce z żylakami?

Dostępne badania sugerują, że probiotyki mogą poprawiać zdrowie jelit i zmniejszać stan zapalny, co może pośrednio korzystnie wpływać na zdrowie naczyń krwionośnych. Ponadto zaobserwowano, że mogą wpływać na metabolizm lipidów i glukozy, co może również pozytywnie wpływać na żylaki poprzez poprawę krążenia i zmniejszenie stanu zapalnego.

Pomimo potencjalnych korzyści, ważne jest, aby podchodzić do suplementacji probiotykami z ostrożnością, szczególnie u osób z wcześniej istniejącymi schorzeniami lub tych, którzy są w trakcie leczenia, ze względu na potencjalne interakcje i skutki uboczne. Nie udokumentowano żadnych konkretnych interakcji między probiotykami a innymi lekami w kontekście żylaków, ale zawsze zaleca się nadzór medyczny przy wprowadzaniu jakichkolwiek nowych suplementów, szczególnie u osób przyjmujących leki rozrzedzające krew lub inne złożone zabiegi.

Podsumowując, chociaż włączenie probiotyków do leczenia żylaków może przynieść pewne korzyści ze względu na ich wpływ na stan zapalny i zdrowie jelit, potrzebne są dalsze badania kliniczne, aby ustalić solidne i bezpieczne zalecenia dotyczące ich konkretnego stosowania w tym stanie.

 Praktyczne wskazówki

1. Włączenie pokarmów bogatych w probiotyki: Dodaj do swojej codziennej diety sfermentowane pokarmy, takie jak jogurt, kefir, kapusta kiszona i kimchi.

Te pokarmy są naturalnym źródłem probiotyków, które mogą pomóc zrównoważyć florę jelitową i poprawić zdrowie naczyń krwionośnych poprzez zmniejszenie stanu zapalnego.

2. Suplementacja probiotyczna:

Jeśli zdecydujesz się na przyjmowanie suplementów probiotycznych, szukaj tych, które zawierają szczepy takie jak Lactobacillus acidophilus, Lactobacillus casei, Lactobacillus fermentum i Bifidobacterium bifidum.

Wykazano, że szczepy te mają korzystny wpływ na zmniejszenie markerów stanu zapalnego i poprawę ogólnego stanu zdrowia.

3. Konsekwencja w spożyciu:

Aby uzyskać maksymalne korzyści, spożywaj pokarmy lub suplementy bogate w probiotyki regularnie i konsekwentnie.

Regularne spożywanie pomaga utrzymać równowagę flory jelitowej i zmniejszyć stan zapalny, co ma kluczowe znaczenie dla zdrowia naczyń krwionośnych.

Skąd mam wiedzieć, czy potrzebuję probiotyków?

Jeśli doświadczasz częstych problemów trawiennych, stanów zapalnych lub masz historię długotrwałego stosowania antybiotyków, możesz skorzystać z probiotyków. Jednak ważne jest, aby porozmawiać z lekarzem, aby ocenić swoją konkretną sytuację.

Czy probiotyki naprawdę mogą poprawić moje żylaki?

Chociaż konkretne badania nad probiotykami i żylakami są ograniczone, dowody sugerują, że probiotyki mogą zmniejszać ogólnoustrojowy stan zapalny i poprawiać zdrowie jelit, co może pośrednio korzystnie wpływać na zdrowie naczyń krwionośnych i pomagać w leczeniu żylaków.

Czy są jakieś skutki uboczne podczas przyjmowania probiotyków?

Ogólnie rzecz biorąc, probiotyki są bezpieczne dla większości ludzi. Niektórzy mogą odczuwać łagodne objawy trawienne, takie jak wzdęcia lub gazy na początku spożycia, które zwykle ustępują po kilku dniach. Ważne jest, aby zacząć od małych dawek i stopniowo je zwiększać.

Wskazówki dotyczące nadzoru medycznego

1. Wstępna konsultacja i diagnoza:

Przed rozpoczęciem suplementacji probiotykami należy umówić się na konsultację lekarską, aby ocenić swoje konkretne potrzeby.

Dokładna diagnoza gwarantuje, że otrzymasz odpowiedni rodzaj i liczbę probiotyków dla Twojej konkretnej sytuacji.

2. Ciągłe monitorowanie:

Zaplanuj regularne wizyty u lekarza, aby monitorować wpływ probiotyków na zdrowie naczyń krwionośnych.

Regularna obserwacja pozwala na dostosowanie suplementacji w razie potrzeby, aby zmaksymalizować korzyści i zminimalizować wszelkie niepożądane skutki.

3. Interakcje z innymi lekami:

Poinformuj lekarza o wszelkich przyjmowanych lekach, aby ocenić potencjalne interakcje z probiotykami.

Jest to szczególnie ważne, jeśli przyjmujesz antybiotyki lub leki immunosupresyjne, ponieważ mogą one wchodzić w interakcje z probiotykami.

Dodanie probiotyków do swojego schematu zdrowotnego może być cennym podejściem nie tylko do poprawy zdrowia jelit, ale także do radzenia sobie z chorobami, takimi jak żylaki, oferując alternatywę lub uzupełnienie konwencjonalnych terapii. Dzięki swojej zdolności do zmniejszania stanu zapalnego i poprawy krążenia, probiotyki stają się podstawowym elementem kompleksowej strategii leczenia żylaków.

Wdzięczność

Pragnę wyrazić moje szczere podziękowania dla wszystkich osób, które zakupiły tę książkę w celu dowiedzenia się więcej o leczeniu żylaków poprzez odżywianie i naturalne terapie. Zaufanie, jakim obdarzyliście ten projekt, wiele dla mnie znaczy i mam nadzieję, że przedstawione tu informacje okażą się dla Was ogromną pomocą na drodze do lepszego zdrowia.

Tym, którzy na co dzień mierzą się z wyzwaniami związanymi z żylakami, chcę powiedzieć, że podziwiam waszą determinację i wysiłek na rzecz poprawy jakości życia. Ta książka została napisana dla Ciebie, w nadziei, że przyniesie Ci ulgę i skuteczne rozwiązania.

Jeśli treść tej publikacji wydała Ci się wartościowa, zapraszam Cię do pozostawienia komentarzy i sugestii na tematy, które chciałbyś zobaczyć w przyszłych książkach. Ponadto, jeśli masz chwilę, byłoby dla mnie ogromną pomocą, gdybyś podzielił się swoją opinią i ocenił tę książkę w sklepie, w którym ją kupiłeś. Twoje wsparcie pomoże większej liczbie osób odkryć moją pracę i zmotywuje mnie do dalszego tworzenia książek na istotne i przydatne tematy w dziedzinie zdrowia i żywienia.

Zawsze pamiętaj, że odpowiednia dieta i kompleksowe podejście może zapobiegać i leczyć wiele problemów zdrowotnych, w tym żylaki. Jeszcze raz dziękujemy za wsparcie i bycie częścią tej społeczności poświęconej dobremu samopoczuciu i zdrowiu. Razem możemy osiągnąć zdrowsze, bezproblemowe życie!

Dziękuję!

Bibliografia:

1. Melo PG, Mota JF, Nunes CAB, et al. Effects of Oral Nutritional Supplementation on Patients with Venous Ulcers: A Clinical Trial. *J Clin Med.* 2022;11(19):5683. Published 2022 Sep 26. doi:10.3390/jcm11195683

2. Takai Y, Hiramoto K, Nishimura Y, Uchida R, Nishida K, Ooi K. Association between itching and the serum zinc levels in patients with varicose veins. *J Pharm Health Care Sci.* 2017;3:24. Published 2017 Sep 21. doi:10.1186/s40780-017-0092-9

3. Nocera R, Eletto D, Santoro V, et al. Design of an Herbal Preparation Composed by a Combination of *Ruscus aculeatus* L. and *Vitis vinifera* L. Extracts, Magnolol and Diosmetin to Address Chronic Venous Diseases through an Anti-Inflammatory Effect and AP-1 Modulation. *Plants (Basel).* 2023;12(5):1051. Published 2023 Feb 26. doi:10.3390/plants12051051

4. Raposo A, Saraiva A, Ramos F, et al. The Role of Food Supplementation in Microcirculation-A Comprehensive Review [published correction appears in Biology (Basel). 2023 Sep 01;12(9):1198. doi:

10.3390/biology12091198]. *Biology (Basel)*. 2021;10(7):616. Published 2021 Jul 2. doi:10.3390/biology10070616

5. Qiu Y, Osadnik CR, Team V, Weller CD. Effects of physical activity as an adjunct treatment on healing outcomes and recurrence of venous leg ulcers: A scoping review. *Wound Repair Regen*. 2022;30(2):172-185. doi:10.1111/wrr.12995

6. Bossart S, Boesch PF, Keo HH, Staub D, Uthoff H. Endovenous Thermal Ablation for Treatment of Symptomatic Saphenous Veins-Does the Body Weight Matter?. *J Clin Med*. 2023;12(17):5438. Published 2023 Aug 22. doi:10.3390/jcm12175438

7. Bechara N, Gunton JE, Flood V, Hng TM, McGloin C. Associations between Nutrients and Foot Ulceration in Diabetes: A Systematic Review. *Nutrients*. 2021;13(8):2576. Published 2021 Jul 27. doi:10.3390/nu13082576

www.ingramcontent.com/pod-product-compliance
Lightning Source LLC
Chambersburg PA
CBHW071029250726
48653CB00005B/1774